KB131142

이경제는 왜, 침향에 대한 책을 이렇게까지 자세하게 쓰는가?

이경제는 왜, 침향에 대한 책을 이렇게까지 자세하게 쓰는가?

저   자   이경제
발 행 인   이수연
책 임 편 집   이윤재
발 행 일   2022년 8월 23일
펴 낸 곳   도원사
출 판 등 록   2020년 1월 29일(제2020-000023호)
문   의   dowonsa2020@nate.com
디 자 인   첫번째별디자인
I S B N   979-11-971586-2-9(03510)

이경제는 왜,
침향에 대한 책을
이렇게까지
자세하게 쓰는가?

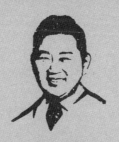

도원사

CONTENTS

1.
왜 침향인가? ——————————————————— 009

2.
침향이란 무엇인가? ——————————————— 015

침향을 풀어보자!   016

침향은 어떻게 만들어지는가?   018

다 침향인가?   019

3.
침향을 분류해보자 ——————————————— 021

고대 분류   022

산지별 분류   023

형태별 분류   027

점도별 분류   027

밀도별 분류   028

동아시아 3국의 침향 호칭 종류   028

육국오미   029

4.
침향, 찾아보기 - 고전 ————————————— 031

남주이물지, '물에 넣으면 가라앉으니 침향이다'   032

뇌공포자론, '마르지 않은 것을 쓰라'   033

본초경집주, '풍수로 심하게 부은 것을 치료한다'   036

신수본초, '침향, 청계, 계골, 마제, 전향은 모두 같은 나무이다'   038

본초습유, '물에 가라앉는 것은 침향, 뜨는 것은 전향이다'　**040**

해약본초, '맛은 쓰고 따뜻하며 독이 없다'　**041**

일화자제가본초, '중초를 조화롭게 하고 오장을 보한다'　**043**

본초도경, '전해 내려온 침향을 정리하다'　**046**

증류본초, '오약으로 보좌하면 막힌 기를 흩어준다'　**049**

본초별설, '약으로 쓰는 것은 물에 가라앉는 것이다'　**051**

본초연의, '위기를 보호하고 조화하는 상품약'　**052**

진주낭, '맵고 뜨거우며 순수한 양이다'　**054**

유완소, '기를 늘리고 정신을 화평하게 한다'　**056**

이고, '위로는 머리에 이르고, 아래로는 용천에 이른다'　**058**

탕액본초, '모든 기를 길러준다'　**060**

본초몽전, '불사르면 맑고 세차다'　**062**

본초강목, '모양 좋은 침향은 약에 쓰지 않는다'　**064**

만병회춘, '하늘에서 땅까지 두루 통하게 한다'　**069**

경악전서, '상화를 더하고 돕는다'　**070**

본초경소, '침향의 기는 향기롭다'　**071**

약품화의, '장부를 온양한다'　**073**

본초신편, '신장을 따뜻하게 하고 심장을 통하게 한다'　**074**

본경봉원, '침향의 기는 변화하여 모든 울결에 좋다'　**075**

본초술, '침향에는 목향, 정향, 단향의 장점이 모두 있다'　**077**

본초종신, '기운을 조절하고 신장을 따뜻하게 한다'　**078**

본초강목습유, '가남향, 기결, 비침향을 구분하다'　**080**

본경속소, '침향은 정을 응결하고 기를 지킨다'　**090**

본초문답, '침향의 향기는 기의 운행을 돕는다'　**092**

방약합편, '침향은 위를 따뜻하게 한다'　**093**

의감중마, '지키는 기운, 위기'　**094**

5.

침향, 찾아보기 – 역사 ———————— 097

성경의 침향	098
이슬람의 침향	101
힌두교의 침향	101
불교의 침향	102
우리나라 역사 속 침향	105
이백의 침향정배의 난간, 청평조사	111
소동파의 속여인행	115
용화향도와 매향	115
매향과 인공재배 침향	118

6.

침향, 느껴보기 – 향 ———————— 121

나무에서 향이 나온다구?	122
향은 어디에서 오는가?	130
향이 있는 약재는 어디에 쓰는가?	138
향을 즐긴다는 것	143

7.

침향, 먹어보기 – 성분/효능 ———————— 145

맛을 즐긴다는 것	146
침향의 성분	148
1) 테르페노이드	150

- · 셀리넨
- · 아가롤
- · 아가로퓨란
- · 아가로스피롤
- · 진코-엘레몰
- · 베타 카리오필렌
- · 베타 오이데스몰
- · 델타 구아이엔

2) 겐콰닌 158

3) 쿠쿠르비타신 159

4) 망기페린 160

5) 헥사데케인 161

침향의 효능 - 역사적 사용 161

침향 효능의 사례연구 163

1) 신경 안정, 진정, 집중 163

2) 항균, 항염 165

3) 항산화, 항노화, 그리고 면역 166

4) 신장기능 강화 167

8.
침향, 깊이보기 - 처방 169

한의원의 3대 보약 - 경옥고, 청심원 그리고 공진단 170

황제가 먹는 보약, 공진단 174

공진단의 근원을 찾아가보자 177

동의보감의 침향 처방 이야기 181

9.
이경제와 황제침향원 이야기 185

이경제 침향원의 시작은 혼합곡물이었다? 186

그릇이 중요할까, 이 제품은 어디에 담겨 있는가 189

목표를 달성하면 성공이다(2011) 192

공진원에서 침향원으로(2011-2012) 195

침향을 2% 추가해보자(2012) 198

지금 90대 고객이 구입하고 있습니다 200

향을 베풀고 느끼고 만나다. 시향, 촉미, 조우 203

총명탕을 넣어보자(2013) 206

애니메이션으로 침향을 보여주다 209

침향원을 놓고 좌담회를 열자   **214**

금은화를 넣어보자(2015)   **216**

용안육을 추가하자(2016)   **221**

남가새, 호로파, 치자. 내가 아끼는 원료(2019)   **222**

건강을 주제로 한 제품이 10년을 갈 수 있을까   **225**

침향원의 고객은 누구인가   **228**

11년이 지났다(2022)   **230**

10.
그래서 침향이다   **235**

11.
참고문헌   **241**

1

왜 침향인가?

왜 침향인가?

어느 날 한가지 약재에 대해 자세하고 깊이 있는 내용들을 정리해 보겠다는 아이디어를 냈다. 100가지, 200가지 한약재를 단편적으로 모아놓은 책들은 있는데 하나의 한약재를 놓고 자세하고 다양하게 풀어놓은 책은 보이지 않았다. 세상에 없다면 내가 써야 하지 않을까 하는 생각이 들었다. 2020년 녹용[1], 2021년 흑염소[2]에 이어 세번째 "이경제는 왜 침향에 대한 책을 이렇게까지 자세하게 쓰는가"를 통해 침향에 대해 자세히 이야기 해보고자 한다.

계속해서 하나의 약재를 정해 책을 만드는데는 사실 이유가 있다.

상품을 만들면서 공부하고 생각했던 내용을 나만 알고 있는 것이 아까운 것이 첫번째다. "내가 알고 있는 것만 이야기해도 책 한권은 나올거예요" 하듯이 책 한권은 만들어지지 않을까 하는 마음으로 시작해봤다. 현장에서 하나의 약재에 대해 다양하게 고민하며 상품으로 만들어내고, 그 제품이 한 해 두 해 넘어가면서 십년 넘게 계속 유지할 수 있는 비밀을 궁금해하는 사람이 있지 않을까 기대한다.

---

1) 이경제는 왜, 녹용에 대한 책을 이렇게까지 자세하게 쓰는가?. 2020년, 이경제, 도원사
2) 이경제는 왜, 흑염소에 대한 책을 이렇게까지 자세하게 쓰는가?. 2021년, 이경제, 도원사

두번째로는 누군가 이 원료를 바탕으로 한 상품을 떠올려 제작하려고 하는 후발주자가 나타날 때 이 책부터 시작하면 조금 도움을 줄 수 있겠다는 바람도 있다. 침향의 효능은 도대체 무엇이지, 어디에 주로 쓰는 것인지, 근거자료는 있을까 궁금하다면 내가 지금까지 생각한 자리에서 시작할 수가 있다.

나 역시 상품을 구상할 때 제일 먼저 동서양의 문헌들을 찾아본다. 전해 내려온 전설 같은 내용으로 시작해서 방대한 한의학 문헌을 알아본다. 최신의 연구도 빠질 수가 없으니 논문들도 찾아본다. 영어는 물론 일본어, 중국어, 한국어 논문 등… 어려워지기 시작한다. 약방의 감초만 해도 논문이 300여편이 넘는데, 녹용, 흑염소, 침향은 그에 비해서는 적다. 그래도 긍정적인 것은 침향의 효능과 성분, 침향 산지에 따른 차이점에 대한 연구들이 최근에 와서 본격적으로 이루어지고 있다는 점이다.

녹용을 만들 때 참고문헌은 건국대학교 녹용연구소의 "녹용을 아십니까"[3]였고, 흑염소를 만들 때의 참고문헌은 "흑염소 기르기"[4]였다. 침향은 "이것이 침향이다"[5], "침향"[6] 두 권이 나와있는 상태이다. 다행이다. 이정도면 내가 책을 안 써도 되지 않을까 생각했다. 특히 장홍래 선생의

---

3) 녹용을 아십니까. 2006년, 편집부, 유한문화사
4) 흑염소 기르기. 2007년, 농촌진흥청장, 농촌진흥청
5) 이것이 침향이다. 2020년, 김영섭, 중앙생활사
6) 침향. 2015년, 장홍래, 책과나무

침향을 읽어보면 내가 말하고 싶은 것이 대부분 나와 있다. 침향의 문향에 대해 궁금하다면 이 책으로 모두 이해할 수 있다.

무엇보다 가장 큰 이유는, 내 이름을 걸고 기획한 "황제 침향원"은 홈쇼핑에서 시작해 지금까지 무려 11년간 판매되고 살아남은 제품이다. 특히 침향원을 공진원부터 기억하고 11년간 먹고 있는 사람들이 연락오는 걸 보면 그들을 위해서라도 알려야겠다.

침향 책은 나와야만 했다.

침향원을 먹는 사람들은 도대체 침향에 어떤 효능이 있길래 먹으면 몸이 좋아지는지 궁금해하는 문의가 많다. 이 환 안에 무엇이 있는지 알고 먹으면 더욱 효과가 좋지 않을까 하는 마음도 있다. 그냥 복용하는 것과 여기에 침향이 들어갔어, 녹용이 들어있지 생각하면서 먹으면 더 확실한 효과를 볼 수 있다.

한의학의 전통은 기존에 나와있는 선인들의 업적을 인정하고 자신의 의견을 주석같이 덧붙이는 형식에서 출발한다. 신농씨나 황제 헌원씨를 존경하여 그 이름을 붙여 신농본초경, 황제내경 등으로 책이 나온다. 최초의 문헌은 대부분 전설속의 인물이다. 그 후에 나오는 저술은 기존에 있는 연구내용을 그대로 다시 적은 다음에 겸손하게 자신의 견해를 추가

한다. 그런 식으로 옛 문헌의 자료들을 정리하고 나열해보았다.

평범한 성공스토리의 공통점은 무엇을 했든지 전부 자기 완성의 밑바탕이 되었다는 이야기들이다. 잘 한 것은 당연한 결과이고 잘못한 것도 성공으로 가는 도중의 초석이다. 살다 보면 잘못된 판단을 하게 되는 경우도 있다. 그럴 경우에 빨리 고치거나 반성해야 하는데 그것이 없다. 그래서 조금 읽다 보면 잘난 척하는 내용에 지쳐 더이상 읽을 힘이 사라진다. 이경제 황제침향원의 이야기도 어쩌면 남들이 보기에 그렇게 보일 수가 있다. 그래서 "나 이렇게 성공했소~" 라는 자랑보다는 험난한 TV홈쇼핑에서 11년간 살아남았다는데 의미를 두고 싶다. 홈쇼핑 관계자에게 물어보면 상업방송에서 10년 넘게 존재할 수 있다는 것에 놀랄 것이다.

사업을 유지하고, 가정을 꾸려 나가는데 매일 먹는 침향원 한 알이 자신을 10년 더 버티게 해 주었다는 사연, 홈쇼핑방송국으로 전화해서 공진원부터 지금까지 복용하는데 참 좋은 제품을 만들어주셔서 감사하다는 인사 등 감동적인 이야기가 많이 있다. 누구나 건강식품을 먹게 된 계기는 다를지라도 단 한가지 공통점은 "건강"에 대한 열망이다.

이 책을 읽는 사람들에게 건강에 대한 열망과 공감의 스토리가 조금이나마 전해질 수 있도록, 본격적으로 침향에 대해서 알아보자.

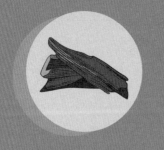

2

침향이란 무엇인가?

침향을 풀어보자!
침향은 어떻게 만들어지는가?
다 침향인가?

침향을 풀어보자!

침향은 가라앉을 침(沈)에 향기 향(香)을 써서 "가라앉는 향"이다.

왜, 어디로 가라앉는지를 알기 위해서는 다른 언어가 조금 더 필요하다. 침향나무는 아갈로차(Agallocha), 말라센시스(Malaccensis), 크라스나 (Crassna), 시멘시스(Simensis) 등 아퀼라리아(Aquilaria)속의 나무들이다. 쌍떡잎식물 팥꽃나무과의 상록교목이다. "agaru"는 고대 인도의 산스크리트어로, "무거운", "물에 가라앉는" 이라는 말이다. 실제로 침향은 갈색 혹은 흑색에 가까운 갈색으로, 물에 가라앉는다.

침수향(沈水香), 침목향(沈木香)을 비롯해 가라(伽羅), 밀향(蜜香), 여아향(女兒香), 백목향(白木香) 등 침향을 지칭하는 용어도 매우 다양하다. 인도 아삼 주의 공용어인 아삼어로는 xasi (সাঁচি), 인도의 오디샤 주의 오리야어로는 agara(ଅଗର), 방글라데시와 인도 일부에서 사용되는 벵골어로는 agor gach, agor gas(আগর গাছ), 캄보디아에서는 chann crassna, 힌두어로는 산스크리트어 aguru에서 온 agar, 스리

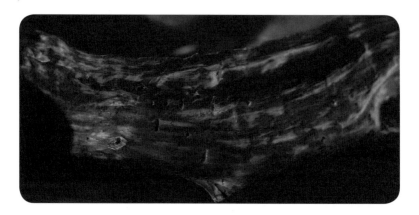

랑카와 싱가포르에서도 공용어로 지정되어 있는 타밀어로는 aghil, 인도에서 사용되는 텔루구와 칸나다어로는 aguru, 티벳어로는 a-ga-ru (ཨ་ག་རུ), a-ga-ru ser-po(ཨ་ག་རུ་སེར་པོ), 베트남어로는 trầm, 인도네시아와 말레이 언어로는 gaharu, garu, mutah, kepang, tengkaras 파푸아뉴기니에서는 ghara 혹은 eagle wood, 태국어로는 mai kritsana (ไม้กฤษณา), 라오스어로는 mai ketsana (ໄມ້ກິດສະໜາ), 미얀마어로는 Thit Mhwae (သစ်မွှေး), 중국에서는 沈香, 일본에서는 Kyara(伽羅), Jinkō(沈香)라고 하고, 진코-엘레몰 등 침향의 성분의 진코는 일본어에서 왔다.

영어로는 aloeswood, agilawood, agalloch, eaglewood, agarwood, gharuwood, 독일어는 Aloeholz, Adlerholz, 프랑스어는 Calambac, 포르투갈에서는 agaloco, agaloche를 쓰고 우즈베키스탄에서는 aloy, 이탈리아어로는 L'agarwood이지만 oud, oodh와도 혼용해서 사용한다.

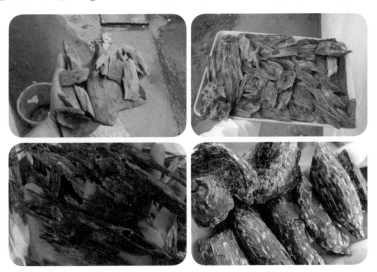

침향은 어떻게 만들어지는가?

침향은 침향나무에서 오랜 세월을 거쳐 서서히 형성된 수지(樹脂)를 말한다. 침향나무에 상처가 나면 나무는 그 부분을 치유하고 보호하기 위해 진액을 분비하는데, 그것이 굳어진 것이 수지(resin)이다. 자연적으로 나무가 죽어 쓰러지거나, 부러진 후 땅 속에 얕게 묻힌 후 긴 세월이 흐르거나, 벌레가 나무를 파먹어서 상처가 생기거나, 비바람에 일부가 훼손되어 상처가 생기거나, 땅 속 깊이 나무가 묻혀 오랜 세월이 지나 나무 부분은 썩어 없어지거나... 여러가지 이유로 수지가 만들어질 수 있다. 소나무의 송진을 생각하면 이해가 더 쉬워진다.

침향나무는 중국, 인도네시아, 베트남, 캄보디아, 미얀마, 태국, 라오스, 인도, 말레이시아, 파푸아뉴기니 등 평균기온 22-33도 열대와 아열대 지방에 주로 서식한다. 우리나라에서는 찾아보기 어렵다. 습도 60-100%가 쾌적하다고 느끼는 침향나무는 높이 20-40미터 정도까지 자랄 수 있으며, 20년에서 1,000년까지 산다는 말이 있지만 사실 50-200년 정도 사는 것이 일반적이다. 비바람이나 태풍에 견디기 어려운 나무의 특징과, 빠른 시간 수직으로 높게 자라기 때문에 자체 하중을 견디지 못하고 쓰러지거나 부러지는 경우가 많다.

다 침향인가?

나무에 수지가 생겨 물에 가라앉으면 전부 침향인가? 벼락맞은 대추나무도 물에 가라앉는데 그것도 침향인가? 절대 아니다. 침향(agar-wood)을 생성할 수 있는 침향나무 속(Aquilaria spp.)의 수지만을 침향이라고 한다.

침향나무 서식지역과, 침향을 연구하는 학자에 따라 이견이 있지만 21개 정도로 정리할 수 있다.

Aquilaria apiculata	Aquilaria khasiana
Aquilaria baillonii	Aquilaria malavvensis
Aquilaria banaensis	Aquilaria microcarpa
Aquilaria beccariana	Aquilaria parvifolia
Aquilaria brachyantha	Aquilaria rostrata
Aquilaria citrinicarpa	Aquilaria rugosa
Aquilaria crassna	Aquilaria sinensis
Aquilaria cumingiana	Aquilaria subintegra
Aquilaria decemcostata	Aquilaria urdanetensis
Aquilaria filaria	Aquilaria yunnanensis
Aquilaria hirta	

이렇게 많은 종류가 있으니 전부 다르게 구분해야 할까? 그렇지 않다. 길에서 흔히 볼 수 있는 고사리만 해도 "한국식물 이름의 유래"를 보면 고사리의 종류가 공작, 선녀, 새발, 사다리, 지네고사리 등 93종이 있다. 21가지가 침향이라는 이름 아래 이 모두를 포용하고 있다.

아퀼라리아 아갈로차(Aquilaria agallocha Roxb, 이하 AAR)만을 침향으로 인정하고 있는 우리나라와는 달리, 중국에서는 백목향(Aquilaria Sinensis Glig)까지도 침향으로 본다. 범위가 훨씬 넓은 것이다. 미국에서는 아퀼라리아 전 속에 들어가는 나무들을 일컫는 통상적인 단어로 AAR을 사용하고 있다. 나라마다 다 다른 것이 어렵지만, 국내 학자들조차도 어디까지를 침향으로 볼 것이냐에 대한 논쟁이 끊이질 않는다. 2004년에 CITES(멸종위기에 처한 야생동식물종의 국제거래에 관한 협약)에서 아퀼라리아 전 종을 보호종으로 규정하면서 그 논쟁과 분류는 더욱 어려워졌다. 학술적인 분류 말고도 풍토에 따른 국가별 침향의 특징도 사실 다르다.

3

침향을 분류해보자

고대 분류
산지별 분류
형태별 분류
점도별 분류
밀도별 분류
동아시아 3국의 침향 호칭 종류
육국오미

침향을 분류해보자

고대 분류

숙결(熟結)

숙결은 죽은 침향나무 혹은 침향이 땅이나 물에 잠긴 후 일정 시간이 경과한 후 채취된 침향을 말한다. 자연스럽게 수지가 생성되어 수십년 이상 축적되거나 굳은 상태를 말한다.

탈락(脫落)

침향나무가 마르거나 벼락을 맞거나, 다양한 이유로 죽은 다음에 나무 내부에서 수지가 생성되어 굳은 것을 말한다. 도가침향, 수침향, 토숙침향, 토침향이 해당한다.

생결(生結)

침향나무에 상처가 나면 나무는 상처를 치유하기 위해 수지를 생성하는데, 이 수지가 생결이다.

충루(蟲漏)

침향나무에 곤충이 상처를 내거나 갉아먹은 곳의 치유를 위해 생성된 수지를 말한다. 문향할 때 가장 달콤한 향기가 난다고 한다.

산지별 분류

인도차이나 반도 계열: 베트남, 캄보디아, 태국, 미얀마, 라오스, 인도, 스리랑카, 중국

싱가포르 계열: 인도네시아. 말레이시아, 필리핀, 파푸아뉴기니

기타: 아프리카 서국, 남태평양도서국, 호주 일부지역

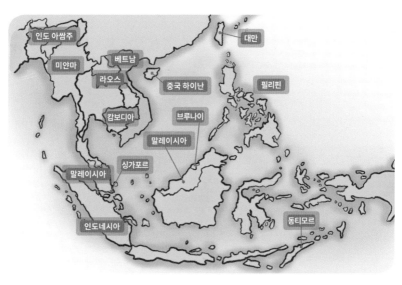

침향이 나고 자라는 국가들

본초강목에는 이시진이 소송과 구종석의 말을 빌려 다음과 같이 분류하고 있다.

구종석은 "영남(嶺南)의 여러 군(郡)에 다 있는데, 바닷가에 더욱 많다. 줄기가 교차하면서 가지와 연결되어 산과 고개와 이어지니 천리를 가

도 끊어지지 않는다. 잎은 동청과 같고 큰 것은 몇 겹으로 되어 있으며, 나무의 성질은 비고 부드럽다. 산에 사는 사람들은 엮어서 오두막을 만들거나, 교량을 만들거나, 시루를 만들거나, 구유를 만드는데, 향이 나는 것은 백에 하나나 둘도 없다. 대체로 나무는 물을 만나면 뭉치게 되는데, 대부분 가지를 꺾어 줄기 속이 마르면 침(沈)이라 하거나 전(煎)이라 하거나 황숙(黃熟)이라 한다. 저절로 말라 죽은 것을 수반향(水盤香)이라 한다. 남쪽의 은주(恩州), 고주(高州) 두주(竇州) 등지에는 결향(結香)만 생산된다. 대체로 산에 사는 사람들은 산에 들어가 칼로 굽은 줄기와 비뚤어진 가지를 찍어 구멍을 낸 다음 1년 동안 비가 내려 물에 잠기면 마침내 향이 만들어진다. 이것을 톱으로 잘라 채취한 다음 흰 나무를 긁어 내고 그 향이 뭉쳐져 반점이 생기면 이것을 자고반(鷓鴣斑)이라 하는데, 불에 구우면 매우 맑고 강렬하게 탄다. 향이 좋은 것은 경주(瓊州)와 애주(崖州) 등지에서 나는 것뿐이고, 민간에서는 이것을 각침(角沈), 황침(黃沈)이라 하는데, 마른 나무를 얻으면 약에 넣어 쓰기에 알맞다. 나무 껍질에 따라 뭉쳐진 것을 청계(青桂)라 하는데, 기가 더욱 맑다. 땅 속에 오랫동안 있으면서 잘라 내지 않고도 얇은 조각이 된 것을 용린(龍鱗)이라 한다. 잘라서 저절로 말려지거나 씹어서 부드럽게 한 것을 황랍침(黃蠟沈)이라 하는데, 구하기 더욱 어렵다."라고 하였다.

이시진은 또 말한다.

"침향의 품종은 여러 가지 학설에 자못 상세하다. 지금 양억(楊億)의 담원(談苑), 채조(蔡條)의 총담(叢談), 범성대(范成大)의 계해지(桂海

志), 장사정(張師正)의 권유록(倦游錄), 홍구보(洪駒父)의 향보(香譜), 섭정규(葉廷珪)의 향록(香錄) 등의 책을 고찰해 보면, 미진한 것들을 골라서 보충하였다고 한다.

향의 등급은 세 가지인데, 침(沈), 잔(棧), 황숙(黃熟)이다. 침향은 물에 들어가는 즉시 가라앉고, 품종은 네 가지인데, 숙결(熟結)은 진액이 응결되어 저절로 썩어 나오는 것이고, 생결(生結)은 도끼로 찍어 쓰러뜨려서 진액이 응결된 것이고, 탈락(脫落)은 물이 썩어서 뭉쳐진 것이고, 충루(蟲漏)는 좀이 슨 틈에서 뭉쳐진 것이다. 생결이 최상품이고, 숙결과 탈락이 그 다음이다.

단단하고 검은 것이 최상품이고, 황색이 그 다음이다. 각침(角沈)은 검고 반질반질하며, 황침(黃沈)은 노랗고 반질반질하며, 납침(蠟沈)은 부드럽고 질기며, 혁침(革沈)은 가로무늬가 있는데, 모두 상등품이다. 바닷가와 섬에서 나는 것은 돌절구와 같거나, 팔뚝이나 주먹과 같거나, 봉황·참새·거북이·뱀과 같거나, 구름·사람과 같다. 해남(海南) 지역의 마제(馬蹄), 우두(牛頭), 연구(燕口), 견율(繭栗), 죽엽(竹葉), 지균(芝菌), 사자(梭子), 부자(附子) 등의 향은 모두 모양을 따라 이름 지어졌을 뿐이다. 잔향(棧香)은 물에 들어가면 절반은 뜨고 절반은 가라앉으니, 곧 침향 가운데서 절반만 응결되어 나무에 붙어 있는 것이고, 혹 전향(煎香)을 만드는데, 변방에서는 파목향(婆木香)이라고 하거나 농수향(弄水香)이라고도 한다. 그 부류로는 자향(刺香), 계골향(雞骨香), 엽자향(葉子香)이 있는데, 모두 모양을 따라 이름을 지었다. 삿갓만큼 큰 것은 봉래향(蓬萊香)이라 한다. 산의 암석과 같이 말라서 베어 낸 것을 광향(光香)이라 한다. 약에 넣는 것은 모두 침향보다 다음이다.

황숙향(黃熟香)은 향이 가볍고 속이 빈 것으로, 민간에서 와전되어 속향(速香)이라고 하는 것이다. 생성이 빠른 것은 베어 내어 채취한 것이다. 숙성이 빠른 것은 썩어서 채취한 것이다. 크면서 조각이 되어 있는 것을 수반두(水盤頭)라 한다. 모두 약에 넣기에 적합하지 않고 불사를 때만 쓸 수 있다. 섭정규는 '발니(渤泥), 점성(占城), 진랍(眞臘)에서 나는 것을 번향(番沈)이라고도 하고 박침(舶沈)이라고도 하고, 약침(藥沈)이라고도 하는데, 의가에서 많이 쓰고, 진랍에서 나는 것을 상등품으로 여긴다.'라고 하였다. 채조는 '점성에서 나는 것은 진랍에서 나는 것만 못하고, 진랍에서 나는 것은 해남 지역의 여동(黎峒)에서 나는 것만 못하다. 여동은 만안(萬安)의 여모산(黎母山) 동쪽 지역으로 세상에서 가장 외진 지역이며, 해남침(海南沈)이라고 하는 것은 1조각에 1만 전(錢)이나 한다. 북쪽 지역의 고주(高州)와 화주(化州) 등지에서 나는 것은 모두 잔향일 뿐이다.'라고 하였다. 범성대는 '여통에서 나는 것은 토침향(土沈香)이라 하고 혹은 애향(崖香)이라고도 한다. 종이처럼 얇지만 물에 들어가면 역시 가라앉는다. 만안은 섬 동쪽에 있고, 조양(朝陽)의 기운이 모이므로 향이 더욱 축적되지만, 그 지역 사람들도 구하기 힘들다. 박침향은 대부분 비린내가 강렬하고, 끝 부분에서 여닉가 나면 반드시 검게 된다. 교지(交趾) 북쪽의 향은 흠주(欽州)에서 모으는데, 이것을 흠향(欽香)이라 하고 기운이 더욱 강렬하다. 남쪽 지역 사람들은 그다지 귀중하게 여기지 않고 약에만 넣는다.'라고 하였다.

이시진의 분류는 아직도 사용된다. 침향을 향으로 즐기는 문향(聞香), 특히 일본에서 여전히 활용되는 분류법이기도 하다.

형태별 분류

외관, 색, 상처의 정도, 사이즈, 색, 무늬 등 다양한 분류에 따라 이름을 붙였다. 백피(白皮), 금피(金皮), 황피(黃皮), 차피(茶皮), 적피(赤皮),자피(紫皮), 흑피(黑皮), 철피(鐵皮), 호피(鎬皮), 기피(奇皮), 나피(螺皮), 금사(金絲), 호반(虎斑), 표반(豹斑), 자반(鷓斑), 사반(絲斑), 호로(虎老), 호황(虎黃), 백호(白虎), 충융(蟲融), 충혈(蟲穴), 충루(蟲漏), 나상(螺狀), 숙루탈(熟漏脫), 기육(奇肉), 마제(馬蹄), 산(山), 중목(中木), 조릿대(笹), 손톱(爪), 근목(根木), 원목(元木), 화문(花紋).

점도별 분류

향기와 맛이 순정(純正)하고 진하며, 쓴맛, 단맛, 신맛이 골고루 배합되어 있는 녹유(錄油), 매운 맛과 향이 강하고 제대로 침향과 비슷한 느낌을 내는 황유(黃油), 감귤이나 매화 계통의 향이 나고 녹유와 황유의 중간 정도의 느낌을 가지는 청유(靑油), 자극적인 맛과 향이 없고 중후하고 묵직한 느낌의 무거운 느낌인 자유(紫油), 자유에 비해 단 맛과 향이 강하고 먹색 같은 단면에 윤기가 도는 흑유(黑油), 설탕을 태우는 것 같은 강한 단 맛과 향이 난다는 적유(赤油), 그 이외에 황금빛깔을 낸다는 금유(金油), 설탕 결정 같다는 이유(飴油), 우리고 난 차 향과 색이 난다는 차유(茶油), 철과 같이 광택이 있고 흑유보다도 어두운 철유(鐵油) 등으로 구분하고 있다.

교토의 선향(線香)을 체험할 수 있는 향당에 가면 침향으로 만든 선향을 피운다. 특히 향을 즐기는 일본에서 주로 분류하는 방법이기도 하다.

밀도별 분류

숙도(熟度)이자 향결도(香結度)이다. 수지밀도와 숙성정도에 따른 분류 방법으로, 고대분류법을 조금 더 세분화하여 정리한 것이다. 윤결(潤結), 숙결(熟結), 밀결(密結), 취결(聚結), 당결(糖結), 견결(堅結), 철결(鐵結), 생결(生結), 장결(壯結) 노결(老結), 전결(全結), 황숙결(黃熟結), 편결(偏結)로 구분한다.

동아시아 3국의 침향 호칭 종류

침향의 종류가 이렇게나 많구나~를 느낄 수 있다. 침향(沈香), 황숙향(黃熟香), 전천향(全淺香), 밀향(密香), 박향(舶香), 조향(早香), 수반향(水盤香), 철향(哲香), 침(沈), 침수향(沈水香), 기남(奇南), 가라(伽羅), 신가라(新伽羅), 화가라(花伽羅), 가남향(伽楠香), 참파(Champa), 샴(Siam), 아쌈(Asam), 이리안(Irian, 뉴기니아섬), 타니침향(太尼沈香, 인도네시아), 유타니(油太尼), 청타니(靑太尼), 챰(Cham, 티벳), 니침(尼沈), 적니(赤尼), 산타근(山打根), 홍토침(紅土沈), 황토침(黃土沈), 흑토침(黑土沈), 침경(沈梗), 침계(沈界), 오수침(烏水沈), 철미침(鐵米沈), 나국(羅國, 태국), 진남만(眞南蠻, 베트남), 진나하(眞那賀, 말라카), 촌문다라(寸門陀羅, 인도네시아 수마트라), 좌증라(佐曽羅), 붉은단향목침향(赤栴檀, 적전단), 박달나무침향(白檀, 백단), 노산백단(老山白檀), 남양백단(南洋白檀), 화향목(和香木), 해남침(海南沈)

육국오미

일본서기에 "한 아름의 큰 침수향목이 섬에 도착하였는데, 일반 장작처럼 태우니 그 연기가 멀리까지 퍼지며 신비스러운 향을 전했다. 사람들이 조정에 침수향목을 바쳤다"고 기록되어 있다. 나라시대 초기에는 잡귀를 몰아 내는 의식 등 종교적 의미가 강했다. 헤이안 시대에는 다양한 약재를 훈증하여 그 향이 옷에 입혀지도록 했다. 가마쿠라, 무로마치 막부 시대에 선종이 퍼져 향목을 보고 만지고 느끼는 '육국오미(六國五味)'가 체계화된다.

육국			오미
가라(伽羅)	인도 추정	산스크리트어로 검다는 뜻	시다(酸)
			쓰다(苦)
나국(羅國)	태국, 미얀마, 라오스	청정하고 시원한 향	달다(甘)
진나하(眞那賀)	말라카	가장 향이 옅음	맵다(辛)
진남만(眞南蠻)	말레이시아, 태국, 보르네오섬	수지가 매우 풍부	짜다(鹹)
촌문다라(寸門陀羅)	인도네시아 수마트라	톡 쏘는 듯한 매운 향이 특징	
좌증라(佐曾羅)	인도 사스발, 미얀마, 인도네시아	신맛	

오미(五味)는 다섯 가지 맛으로 산고감신함(酸苦甘辛鹹), 시고 쓰고 달고 맵고 짠 맛을 말한다. 보통 입으로 느낄 수 있는 맛인데 우리 몸에 들어가면 제각기 다른 영향을 준다. 다섯 가지 맛이 어떤 작용을 하며 어느 장부로 가는지는 이미 황제내경에 밝혀져 있다.[7] 매운 맛은 흩어지고, 신 맛은 수렴하고, 단맛은 완화시키고, 쓴맛은 굳게 하고, 짠맛은 연하게 한다.[8]

---

7) 영추, 오미론에 대한 연구, 이문철, 신영일, 2000년
8) 辛散, 酸收, 甘緩, 苦堅, 鹹耎.

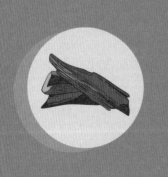

4

침향, 찾아보기 - 고전

남주이물지, '물에 넣으면 가라앉으니 침향이다'
뇌공포자론, '마르지 않은 것을 쓰라'
본초경집주, '풍수로 심하게 부은 것을 치료한다'
신수본초, '침향, 청계, 계골, 마제, 전향은 모두 같은 나무이다'
본초습유, '물에 가라앉는 것은 침향, 뜨는 것은 전향이다'
해약본초, '맛은 쓰고 따뜻하며 독이 없다'
일화자제가본초, '중초를 조화롭게 하고 오장을 보한다'
본초도경, '전해 내려온 침향을 정리하다'
증류본초, '오약으로 보좌하면 막힌 기를 흩어준다'
본초별설, '약으로 쓰는 것은 물에 가라앉는 것이다'
본초연의, '위기를 보호하고 조화하는 상품약'
진주낭, '맵고 뜨거우며 순수한 양이다'
유완소, '기를 늘리고 정신을 화평하게 한다'
이고, '위로는 머리에 이르고, 아래로는 용천에 이른다'
탕액본초, '모든 기를 길러준다'
본초몽전, '불사르면 맑고 세차다'
본초강목, '모양 좋은 침향은 약에 쓰지 않는다'
만병회춘, '하늘에서 땅까지 두루 통하게 한다'
경악전서, '상화를 더하고 돕는다'
본초경소, '침향의 기는 향기롭다'
약품화의, '장부를 온양한다'
본초신편, '신장을 따뜻하게 하고 심장을 통하게 한다'
본경봉원, '침향의 기는 변화하여 모든 울결에 좋 다'
본초술, '침향에는 목향, 정향, 단향의 장점이 모두 있다'
본초종신, '기운을 조절하고 신장을 따뜻하게 한다'
본초강목습유, '가남향, 기결, 비침향을 구분하다'
본경속소, '침향은 정을 응결하고 기를 지킨다'
본초문답, '침향의 향기는 기의 운행을 돕는다'
방약합편, '침향은 위를 따뜻하게 한다'
의감중마, '지키는 기운, 위기'

남주이물지, '물에 넣으면 가라앉으니 침향이다'
만진(萬震, 연도미상, 오나라)
남주이물지(南州異物志, 3세기 초)

오나라 만진은 222년 이후에 단양(丹陽) 태수를 지냈다. 오나라는 황무(黃武, 222~229)[9] 시기에 여러 차례 바다 원정을 시도했다. 이 즈음에 만진은 남주이물지를 지어 다른 지역의 특이한 물건들을 기록하였다. '이물'이라 이름지었지만 해외 나라들의 산물과 풍속을 기록하고 있어 하나의 지리서로 볼 수 있다.[10] 현재 원본은 소실되었고, 제민요술, 예문유취, 북당서초, 사기정의, 법원주림, 태평어람 등에 인용되어 전해지고 있다.

물에 가라앉는 향은 일남(베트남)에서 생산된다. 채취하고자 하면 마땅히 먼저 땅에 서 있는 나무를 베어서 쓰러뜨린다. 오래 쌓아 두면 외피는 썩어 부스러지고 심지는 굳어져서, **물에 넣으면 곧 가라앉으므로 이름하여 침향**이다.	沈水香出日南. 欲取當先斫壞樹著地. 積久外皮朽爛, 其心至堅者, **置水則沈, 名曰沈香.**
그 다음은 심지에 흰 틈이 있고 굳고 정밀한 정도가 심하지 않은 것으로, 물에 놓으면 가라앉지도 않고 뜨지도 않아서 수면과 더불어 평평한 것이 이름하여 잔향이다. 가장 낮은 것은 거칠고 흰 것으로 이름하여 계향이다.	其次在心白之間, 不甚堅精, 置之中不沈不浮與水面平者, 名曰棧香. 其最小鬣白者, 名曰繫香.

---

9) 손권이 황제로 즉위하기 전에 쓰던 연호
10) 삼국시대 오나라 만진(萬震)의 남주이물지(南州異物志), 박세욱,
　　http://www.methodos.co.kr/bbs/board.php?bo_table=study_4&wr_id=254

밀향의 잎은 참죽나무와 같다. 심은 지 1000년 된 것을 베어서 쓰러뜨리고 4-5년 뒤에 와서 살펴보면 이미 썩어 있지만 **속 마디의 단단하고 정갈한 것만이 향이 된다.**	其葉如椿. 樹生千歲, 斫僕之, 四五歲乃往看, 已腐敗, **惟中節堅貞者是香.**

삼국지 시대에 사섭(土燮)이 교주를 다스렸다고 나오는데, 교주에 7개 군이 있다. 그 중 최남단이 일남이다. 현재 베트남 꽝찌(廣治)성의 동하시 인근으로 추정된다. 만진이 단양 태수로 있으면서 가서 본 것은 아닐 것이고 들은 이야기를 적은 것일 것이다. 나무를 베어 쌓아 둔 후에 부스러진 부분을 털어내고 남은 부분을 쓰는 방법이나, 나무인데 물에 넣으면 가라앉는다고 하니 구하는 방법이나 결과물이 신기하여 기록한 것 같다. 물에 넣어 가라앉는 것을 기준으로 하여 침향, 잔향, 계향 3종으로 분류하였다.

뇌공포자론, '마르지 않은 것을 쓰라'
뇌효(雷斆, 연도미상, 송나라)
뇌공포자론(雷公炮炙論, 5세기 경)

남북조 시대 송나라(420-479)의 뇌효공이 포와 자에 관해 서술한 최초의 약재 가공 서적이다. 포자는 법제(法製)의 다른 이름이다.

다른 이야기지만, 황제내경 81편은 의학의 도를 황제가 기백에서 물어보는 내용이다. 계속 물어보다가 75편이 되면 갑자기 화자가 바뀌면서 뇌공이 등장한다. 여기부터는 충성스러운 뇌공이 의서를 많이 보았으나 아직 자기는 부족하다며 황제에게 배움을 청한다. 황제도 지금까지 기백에게 배우기만 하다가 드디어 가르칠 때가 된 것이다. 75편부터 81편까지는 황제가 뇌공에게 가르치는 이야기이다. 여기서 처음 뇌공이 등장한다.

이시진은 황제 시대의 뇌공과 남북조 시대의 뇌공은 다른 사람이라고 이야기한다. 뇌공포자론 책에 내구수국안정공이라고 칭하였는데 관직명을 붙여 뇌효의 이름에서 성과 관직을 붙여 뇌공으로 적은 것이라고 한다.

300여 종이 기록되었다고 하고, 약물의 성질과 맛, 굽고 볶으며 삶는 등 사용하는 방법에 대해 서술하였다. 나중에 16세기 명나라의 이중재(李中梓, 1588-1655)가 뇌공포제약성해[11] 를 지어 뇌공의 저술을 이어 각각의 약재마다 뇌공의 기록이라고 붙였다. 의적고(醫籍考, 丹波元胤, 1819)에서 원나라 때 이미 책이 실전되어 보이지 않는 점, 이시진의 내용이 더 자세한 점, 이중재의 저술 목록에 없다는 세 가지 이유를 들어 책 장사치가 제멋대로 편집하여 명의의 이름을 가탁한 것[12] 이라고 판단하였다.

침향을 쓰려면 **마르지 않은 것**을 써야 하고, 뾰족한 부분이 단단하고 무거워 물 아래에 가라앉는 것이 상등품이고, 절반만 가라앉는 것이 그 다음이다. 불에 가까이하면 안 된다.	凡使沈香, 須要**不枯**, 如觜角硬重沈於水下者爲上, 半沈者次之. 不可見火.

---

11) 沈香, 味辛苦, 性溫, 無毒, 入腎命門二經. 主祛惡氣, 定霍亂, 補五臟, 益精氣, 壯元陽. 除冷氣, 破癥癖, 皮膚瘙癢, 皮節不仁. 忌見火, 生磨用. 按 : 沈香屬陽而性沈, 多功于下部, 命腎之所由入也. 然香劑多燥, 未免傷血, 心下焦虛寒者宜之, 若水臟衰微, 相火盛炎者, 誤用則水益枯而火益烈, 禍無極矣. 今多以爲平和之劑, 無損於人, 輒用以化氣, 其不禍人者幾希. 雷公云 : 沈香, 凡使須要不枯者, 如嘴角硬, 重沈于水下爲上也. 半沈者次也, 大凡入 丸散中用, 俟衆藥出, 即入拌和用也.

12) 의적고 권14, https://mediclassics.kr/books/275/volume/14#content_70

나무를 자르면 마르는 것이 상식인데 마르지 않는 것을 쓰라고 하였다. 이미 이 시기에 수지 부분의 약효를 알았던 것 같다. 채소나 과일을 가만히 놔두면 몇일이 지나면 색이 달라지고 몇 주가 지나면 시들어버린다. 약재 역시 마찬가지다. 신선도를 유지하는 밀폐장치나 냉동고가 있는 것도 아닌 상황에서 약재를 오래 보관할 수 있는 방법을 찾은 것이 수분을 없애는 방법이다. 다양한 방법들이 연구되었는데, 증류본초(1082년) 시대에 이미 햇볕과 그늘의 차이를 이야기했다.

폭건(暴乾)은 햇볕에 쬐어 말리는 것이다. 음건(陰乾)은 햇볕에 쬐지 않고 그늘에서 말리는 것이다. 약을 채취하여 그늘에서 말린다고 한 것을 살펴보면 문제점이 많다. 가령 녹용을 그늘에서 말리라고 했지만, 그늘에서 말리면 모두 문드러지고 썩어버린다. 요즘은 불에 쬐어 말려 쉽게 좋은 것을 얻고 있다. 식물의 뿌리와 싹도 그늘에서 말리는 것이 모두 좋지 않다.

그 밖에도 밀가루 반죽이나 젖은 종이에 싸서 불이나 뜨거운 재에 굽는 외(煨), 은은한 숯불을 이용하여 굽는 자(炙), 약재를 볶는 초(炒), 뜨거운 물에 살짝 데치는 포(泡), 쌀뜨물이나 식초에 담구는 침(浸), 깨끗이 씻는 세(洗) 등이 있다.

본초경집주, '풍수로 심하게 부은 것을 치료한다'
도홍경(陶弘景, 456-536, 양나라)
본초경집주(本草經集注, 6세기 초)

침향의 효능이 기록된 초기의 문헌은 500년 전후에 만들어진 본초경집주이다. 양나라 도홍경이 신농본초경의 365종 약물에 한나라, 위나라 이후의 명의들이 썼던 약물 365종을 추가하였다. 신농본초의 내용은 주사로 붉게 쓰고, 명의별록의 내용은 먹으로 검게 썼다고 한다. 이러한 점은 정말 멋지다고 본다.

도홍경은 갈홍의 포박자, 위백양의 주역참동계 이후에 나타난 놀랄만한 위인이다. 상청파의 9대 종사이고 모산파의 개조이다. 10세에 갈홍의 신선전을 얻어 읽고 생각하다가 양생의 길을 가기로 마음먹었다고 한다. 저서로 양성연명록(養生延命錄), 진고(眞誥), 등진은결(登眞隱訣), 진령위업도(眞靈位業圖) 등이 남아있다.[13]

침향은 풍수로 심하게 부은 것을 모두 치료하고 나쁜 기운을 제거한다.	悉治風水毒腫. 去惡氣.

바람과 물이 문제다. 풍수(風水)는 바람과 물의 작용을 뜻하는 한의학의 중요한 단어이다.[14]

---

13) 양성연명록, 2013년, 도홍경 지음, 김재두 옮김, 학고방
14) 풍으로 폐의 기능이 상실되고 물이 흐르는 길이 통하지 않으면 수습이 체내에 쌓인다. 제병원후론(610년)에 '풍수병은 비기와 신기가 허약하기 때문이다. 신이 피로하면 허해지고, 허하면 땀이 난다. 땀이 날 때 바람을 쐬어 풍기가 안으로 들어가 신을 침입하고, 비가 허하여 수를 제대로 통제하

바람이 불어 몸 안에 물이 본래의 기능을 발휘하지 못해 붓는 일이다. 풍수가 문제가 되면 온갖 질병을 일으킨다. 풍수부종(風水浮腫)은 풍수로 몸이 붓는 것이고, 풍수독종(風水毒腫)은 풍수로 몸이 심하게 붓는 증상이다. 외부의 움직이는 기운을 바람 풍으로 보고 우리 몸의 순환하는 기운을 물 수로 보니 재미있는 발상이다. 나만 재미있나? 바람이 불어와서 인체에 영향을 끼치는데 특히 물기운을 움직이는데 속도의 차이에 따라 붓게 만든다. 이렇게 심한 풍수독종을 침향으로 모두 치료한다. 깔끔하다.

황제내경 소문에 "악기가 발작하여 바람과 비가 조절되지 않고 이슬이 내리지 않으면 초목이 시들어서 영양을 받지 못한다"는 말이 나온다. 이 무슨 천지조화로운 표현인가. 한편으로 이해해보려고 하면 무더운 날이 계속되면 우리 몸도 점차 습한 기운이 가득 차고 움직이기 힘들어지는 변화가 생기게 된다. 나의 몸에 끼치는 영향이 외부의 환경에서 온다고 본 것이다. 습기는 강철도 녹슬게 만들고, 집안의 벽지에 곰팡이를 만든다. 습기는 건강에 녹이 슬게 한다.

공자의 말이 있고 나서 수천년간 숨겨진 뜻과 의미를 해석하는 세월이 있었던 것처럼 침향의 효능도 본초경집주의 9글자를 해석하는 시간이 필요했다. 이후의 본초서들은 도홍경의 말을 해석하고 이해하는 작업들이다.

---

14) 지 못하므로 수가 흩어져 살갗으로 넘치고 또 풍습과 엉키므로 풍수라 한다. 몸이 물주머니처럼 붓는다. 경맥이 뛴다. 때로는 기침한다. 부어오른 곳을 누르면 움푹 들어가 다시 솟아오르지 않는다. 뼈마디가 아프면서 바람을 피하게 된다. 맥이 부대한 경우를 풍수라 한다. (風水病者, 由脾腎氣虛弱所為也. 腎勞則虛, 虛則汗出, 汗出逢風, 風氣內入, 還客於腎, 脾虛又不能制於水, 故水散溢皮膚, 又與風濕相搏, 故云風水也. 令人身浮腫, 如里水之狀, 頸脈動, 時咳, 按腫上凹而不起也, 骨節疼痛而惡風是也. 脈浮大者, 名曰風水也.)

신수본초, '침향, 청계, 계골, 마제, 전향은 모두 같은 나무이다'
소공(蘇恭, 599~674, 당나라)
신수본초(新修本草, 659)

본초경집주에 114종을 추가하여 총 850종의 본초 백과사전인 신수본초를 659년에 편찬한 사람이 소공(蘇恭)이다. 당나라 때 편찬되어 당본초(唐本草)라고도 한다.

초기의 기록이라 세밀하지는 않고 간략하게 서술하였다. 정부에서 주관하여 23명의 학자, 관리들이 전국의 약재를 모아 그림도 그렸다. 본초 20권, 약도 25권, 도경 7권, 목록 2권 총 54권의 저술이다. 본초경집주에 114종의 새로운 약물을 더하여 850종의 약재가 기록되어 있다. 도홍경의 틀린 점을 지적하고 세간의 사용하는 방법 가운데 잘못되고 문란해진 것을 변별하여 수정하였다고 한다.

당나라 때 유통되었지만 송나라 때에 실전되어 당신미가 증류본초를 집필할 시기에는 보이지 않았다고 한다. 돈황석굴과 일본에 전해진 사본이 일부 남아있다.

침향, 청계, 계골, 마제, 전향은 모두 같은 나무로 천축의 여러 나라에서 난다. 나무는 느티나무, 버드나무와 비슷하고 나무의 껍질은 푸른 색이다. 잎은 귤 잎과 비슷하고 겨울을 지나도 시들지 않는다. 여름에 꽃이 피는데 희면서 둥글다. 가을에 빈랑과 비슷한 열매를 맺는데 크기는 뽕나무 열매와 같으며 자색이고 맛이 맵다.

沈香, 青桂, 雞骨, 馬蹄, 煎香, 同是一樹, 出天竺諸國. 木似欅柳, 樹皮青色. 葉似橘葉, 經冬不凋. 夏生花, 白而圓. 秋結實似檳榔, 大如桑椹, 紫而味辛.

사슴도 뿔은 하나인데 부위에 따라 등급이 나뉘어진다. 제일 위의 분골부터 상대, 중대, 하대로 분류하고 각각 효능도 달라진다. 시간이 지나면 녹용이 굳어 녹각이 된다. 이렇게 하나에 여러 가지 이름을 붙인다. 침향 역시 가라앉는 것, 푸르스름한 것, 닭뼈와 비슷한 모양, 말발굽과 비슷한 모양 등으로 분류하였다. 3종의 분류가 5종으로 늘어났다.

약재 자체의 연구는 전설로 내려오는 한의학의 시조 신농씨가 하나씩 맛을 보고 독약은 해독하면서 치우친 약은 중화시키며 기미를 설명하였다. 맛이 맵다, 쓰다는 표현은 먹어보지 않고는 알 수 없는 부분이다. 이후로 모든 의학자들이 맛과 성질을 이야기하는 전통이 생겨났다. 침향의 맵고 쓴 맛은 대부분 언급을 하는데 나중에는 시고 달고 짠 맛도 나온다. 맛있는 음식을 먹을 때 처음에는 매운 맛만 느끼다가 계속 먹으면서 깊은 맛에서 쓰고 단 맛을 느끼는 것과 비슷하다.

당나라 시기의 천축은 인도이다. 현장법사의 대당서역기는 629년-645년간의 구법 행적을 기록한 것으로 천축으로 가서 불경을 구해오는 이야기다. 우리 신라 혜초의 왕오천축국전도 723년-727년까지 다섯 천축국을 답사한 여행기이다. 이미 7세기에 침향을 인도에서 구한 기록이 있다. 그런데 베트남의 침향만이 진짜이고 그 외의 것은 가짜라고 주장하는 사람이 21세기에도 있으니 어쩔 것인가.

본초습유, '물에 가라앉는 것은 침향, 뜨는 것은 전향이다'
진장기(陳藏器, 681~757)
본초습유(本草拾遺, 738-741 추정)

이시진은 진장기를 '많은 책을 두루 섭렵하고 사물을 정밀하게 조사하여 오류를 바로잡고, 드러나지 않던 약물을 찾아냈으니 신농본초경 이후의 제일 가는 사람'으로 평가하였다. 본초습유의 내용은 해약본초에 2종, 개보본초에 64종, 가우본초에 59종, 증류본초에 488종, 본초강목 1892종에 368종이 채택되었다. 벽훼뢰(辟虺雷), 해마(海馬), 호두(胡豆) 등을 밝혀낸 공이 있다.

침향의 가지와 잎은 참죽나무와 비슷하다. 귤과 비슷하다고 한 것은 어쩌면 이것이 아닐 것이다. 가지의 마디가 썩지 않고 물에 가라앉는 것을 침향이라 하고 표면의 무늬에 검은 맥이 있으면서 물에 뜨는 것을 전향이라 한다. 골계와 마제는 모두 전향으로 특별히 다른 효과는 없고 옷에 훈증하면 냄새를 제거할 수 있다.	沈香枝葉並似椿. 云似橘者, 恐未是也. 其枝節不朽, 沈水者爲沈香; 其肌理有黑脈, 浮者爲煎香. 雞骨·馬蹄皆是煎香, 並無別功, 止可熏衣去臭.
밀향은 교주에서 난다. 나무가 크고 마디는 침향과 같다. 법화경 주(注)에서는 '목밀은 향밀이다. 나무의 모양은 괴화나무와 같으면서 향이 나고, 베어 낸 지 5-6년이 되면 그 향을 채취한다.	蜜香生交州. 大樹, 節如沈香. 法華經注云, 木蜜, 香蜜也. 樹形似槐而香, 伐之五六年, 乃取其香.

진장기는 소공의 글에 이어 "침향나무잎이 귤 잎과 비슷하다"는 견해는 다르다고 밝혔고, 물에 가라앉는 것은 침향, 뜨는 것은 전향이라고 구분을 지었다. 골계, 마제는 모양의 차이에 불과하니 전향에 포함시켰다.

침향을 구하기도 힘들고 많이 경험해보지 못해서 효과를 경험해보기 어려웠던 시기가 아닌가 생각한다. 나무조각을 태워 옷에 훈증하여 냄새를 제거하는 용도로도 사용하였다.

해약본초, '맛은 쓰고 따뜻하며 독이 없다'
이순(李珣, 연도미상)
해약본초(海藥本草, 907-925년 경)

이순은 10세기 초반에 해약본초를 저술하였다. 증류본초에 기록이 남아있는데 124종의 약이 수록되어 있고 그 중에 16종이 새로 추가되었다.

가라앉는 것은 침향, 뜨는 것은 단향이다.	沈者爲沈香, 浮者爲檀香.
맛은 쓰고 따뜻하며 독이 없다.	味苦, 溫, 無毒.
밀향은 남해 지역의 산에서 난다. 심은 지 5-6년 뒤에 향이 생긴다. 교주기(交州記)에서는 '나무는 침향과 비슷하여 다른 게 없다.'고 하였다.	生南海諸山中. 種之五六年 便有香. 交州記云, 樹似沈 香無異也.
가슴과 배의 통증, 곽란으로 인한 중악, 사귀에 의한 질병을 다스리고 정신을 맑게 한다. 술로 끓여서 복용하는 것이 좋다. 여러 가지 창종에는 고약에 넣어서 써야 한다.	主心腹痛, 霍亂中惡, 邪鬼 疰, 淸人神, 幷宜酒煮服之. 諸瘡腫, 宜入膏用.

드디어 침향의 여러 가지 효능들이 밝혀지고 있다.

가슴과 배의 통증을 치료하고, 곽란으로 인한 중악을 치료한다. 곽란은 갑자기 체하거나 토하고 설사하는 위장질환을 통틀어 이야기한다. 복부가 꼬이는 듯이 아프고 위로는 토하고 아래로는 설사하며 안절부절 못하고 번열이 나서 답답하고 손발까지 차가워지는 증상이다. 중악은 나쁜 기운에 감촉되어 생기는 증상이다.

사귀주청인신(邪鬼疰淸人神)은 그대로 해석하면 사귀에 의한 질병을 치료하고 정신을 맑게 한다~ 정도겠지만 좀 더 깊이 들어가면 질병과 공간, 시간이 연결되어 있다. 청나라 우이(尤怡)는 금궤익(金匱翼, 卷四尸疰諸疰)에서 "주(疰)는 머무른다는 뜻으로, 사기가 멈추어 머물러 병이 된 것이다. 정기가 부족하여 사기가 이를 틈타 들어와 근맥에 숨어 있다가 장부로 흘러 들어가고 깊숙이 골수에까지 들어가 오랫동안 낫지 않고 발작하였다가 그치곤 하는 것으로 이 병에 걸리면 혼폐하여 아프지 않은 곳이 없다. 그것이 풍사(風邪)에 감촉되어 생긴 것은 풍주(風疰)이고, 상(喪)에 임하여 곡읍을 하다가 사기에 감촉된 것은 시주(屍疰)이며, 귀사에 맞아 생긴 것은 귀주(鬼疰)이고, 풍주(風疰)로서 격통이 왔다 갔다 하여 정처없이 무상한 것을 또한 주주(走疰)라고 한다."고 하였다.

술로 끓여 복용하는 방법도 궁리해냈다. 약재를 분말을 내어 가루나 환으로 복용하기도 하고, 물을 넣어 끓이기도 한다. 그런데 술로 법제하는 방법은 한의학의 창의적인 발상이다. 술을 쓰는 것은 술의 따뜻하고 통하는 기운을 이용하고 물로는 우러나지 않는 약재의 다른 성분을 추출해내기 위한 방법이다.

예를 들면, 말벌집을 술로 담그는 법제가 있다. 이것을 노봉방주(露蜂房酒)라고 한다. 왜 말벌집을 술에 담그는가? 벌집에 있는 밀랍에서 프로폴리스를 추출하기 위해서다. 프로폴리스는 물로 끓여서는 추출할 수 없고, 알코올에 의해 추출할 수 있기 때문이다. 이러한 이치를 알았다는 것, 정말 놀랍다.

일화자제가본초, '중초를 조화롭게 하고 오장을 보한다'
대명(大明, 연도미상, 송나라)
일화자제가본초(日華子諸家本草, 968-975 추정)

송나라 장우석(掌禹錫)이 "이 책은 개보(開寶) 연간에 사명(四明) 사람이 편찬했다. 성씨를 밝히지 않고 일화자(日華子) 대명(大明)이라고만 했다. 근래에 사용되는 약물을 모아 한온(寒溫), 성미(性味), 화실(華實), 충수(蟲獸)로 분류했는데, 효능에 대한 설명이 상세하다. 모두 20권이다"라 하였다.[15]

원서는 소실되었는데 부분적으로 가우본초, 증류본초 등에 내용이 남아 있다. 약성을 깊이 고찰하고 오묘한 이치를 명백하게 분석했다고 한다. 동일한 약물이라도 부위와 포제에 따라 다르다고 했다. 모(茅)의 성질은 평(平)인데 모즙(茅汁)의 성질은 양(凉)이다. 건지황(乾地黃)도 햇볕에

---

15) 聚諸家本草近世所用藥, 各以寒溫性味華實蟲獸爲類, 其言功用甚悉.

서 말린 것은 성질이 평(平)이고 불에 쪼여 말린 것은 성질이 온(溫)이다.[16]

가우보주본초(嘉祐補註本草)에 533조를 선별하여 수록해 놓았고, 본초강목에도 20여 종의 약물을 인용하여 저술하였다.

맛이 맵고 뜨겁다. 독이 없다. **중초를 조화롭게 하고 오장을 보한다.** 정을 북돋아 양을 왕성하게 하며 허리와 무릎을 따뜻하게 한다. 전근과 구토와 설사로 인한 냉기를 멎게 한다. 징벽을 깨뜨리고, 냉풍으로 인한 마비, 뼈마디가 약해진 증상, 풍습으로 피부가 가려운 증상, 기리 등을 치료한다.	味辛, 熱, 無毒. **調中, 補五臟.** 益精壯陽, 暖腰膝, 止轉筋·吐瀉冷氣, 破癥癖, 冷風麻痺, 骨節不任, 風濕皮膚瘙癢, 氣痢.

조중(調中)

삼초는 우리 몸의 기능을 "상중하"로 분류한 것이다. 약재가 몸에 들어가서 위로 가는지 중앙에 자리잡는지 아래로 내려가는지에 따라 구분하는데, 침향은 "중초"로 간다.

보오장(補五臟)

오장을 보호한다고 하였는데 약성이 완만하고 전체적으로 영향을 끼친다고 보았다. 문헌에서 오장을 보하는 약재는 황기, 연실, 오미자, 콩, 대추, 냉이, 닭고기, 메추라기 고기, 가물치, 상어, 농어, 홍합 등이 있다.

---

16) 日乾者平, 火乾者溫

익정장양(益精壯陽)

호르몬을 보충하고 양기를 길러낸다. 자양강장과 비슷한 의미이다.

난요슬(暖腰膝)

허리와 무릎을 따뜻하게 한다는 경험에서 나온 말이다. 얼마나 많은 임상으로 경험하고 나온 말인것일까.

지전근(止轉筋), 토사냉기(吐瀉冷氣)

근육이 뒤틀리는 것, 냉기로 인하여 토하거나 설사하는 증상을 멈추게 한다.

파징벽(破癥癖)

징(癥)은 뱃속에 덩어리가 생겨서 움직이지 않는 것이고, 벽(癖)은 평상시에는 만져지지 않다가 통증이 일어나면 만져지는 것이다. 현장에서 침향원을 복용하면 뱃속이 편해진다는 이야기를 많이 듣는데 이와 같은 효과에서 나오지 않았을까?

냉풍마비(冷風麻痺), 골절부임(骨節不任)

풍습(風濕)이 팔다리의 관절에 침입해 발병한 것이 냉풍이고, 마비는 주로 마비불인(麻痺不仁)이라고 쓴다. 온몸과 팔다리가 저리다가 나무처럼 무디어 아픔도 가려움도 느끼지 못하여 마치 새끼줄에 묶여 있다가 막 풀려난 듯한 증상이다. 뼈마디가 쑤시는 증상이다. 간단히 말해 찬 바람이 들어와서 저리고 뼈마디가 쑤시는 것을 멈추게 한다.

풍습피부소양(風濕皮膚瘙癢)

향이 있는 약재는 피부에 효과가 있는데 피부가 가려운 증상을 제거한다.

기리(氣痢)

게거품 같은 설사를 하고 뱃속이 유난히 심하게 당기는 증상으로 보통 약재를 분말로 만들어서 치료한다.

대명이 이야기한 효능은 후대로 내려오면서 거의 변하지 않고 그대로 인용되었다. 옛 문헌을 읽다 보면 효능과 약성을 조금도 어긋남이 없이 그대로 이해되는 부분이 있는데 대명의 표현은 임상경험이 풍부한건지, 연구를 많이 한 것인지, 모르겠지만 내용이 절묘하다.

본초도경, '전해 내려온 침향을 정리하다'
소송(蘇頌, 1020-1101, 송나라)
본초도경(本草圖經, 1061)

소송은 북송 철종(1086-1089) 시기의 재상이며 과학자로, 한공렴을 시켜 세계 최초의 자동 대형 천문 시계인 수운의상대(水運儀象臺)를 제작하고 설계 과정과 사용법을 기록한 신의상법요(新儀象法要)를 저술하였다. 소송 왈, 가로 7m, 높이 12m의 3층 구조로 되어 있는데, 위층에는 천체를 관측하는 혼천의, 가운데에는 1,164개에 달하는 별자리의 위치를 관측하는 혼상, 아래에는 시간을 자동으로 알려주는 세계 최초의 자동 시계이다.

본초도경은 도경본초(圖經本草)라고도 불리며 20권(목록 1권)으로 중국 각 군현의 약초도를 수집하고 여러 학자의 학설을 참고하여 정리해서 만든 책이다. 여기에도 세계 최초의 기록이 있으니 인삼의 약효를 확인하기 위한 임상이 있다. 인삼의 효과를 알아보기 위해 2명을 선정하고 한쪽에는 인삼을 먹이고 다른 한쪽에는 아무 것도 먹이지 않았다. 이들에게 1,500~2,000m 달리도록 시키니 인삼을 먹지 않은 사람은 심한 호흡 곤란을 일으켰지만 인삼을 먹은 쪽은 원활하게 숨을 쉴 수 있었다고 한다. 이는 치료하지 않은 대조군을 이용해 수행한 실험에 대한 세계 첫 기록이다.

침향과 청계 등의 향은 해남의 여러 지역과 교주(交), 광주(廣), 애주(崖)에서 난다.	沈香·靑桂等香, 出海南諸國及交·廣·崖州.
심회원(沈懷遠)의 남월지[17]에서 '교지(交趾, 베트남 북부)의 밀향 나무이다. 그 곳에서 이것을 채취할 경우 우선 오래된 늙은 나무와 뿌리를 자른다. 1년 뒤에 겉껍질과 가지가 모두 썩어 버리고, 나무와 심, 가지와 마디는 썩지 않는다. 이 가운데 단단하고 검으면서 물에 가라앉는 것을 침향이라 한다. 반은 뜨고 반은 가라앉는 것과 수면에 평평한 것을 계골향이라 한다. 가지가 가늘고 단단하며 속이 실하고 썩지 않는 것을 청계향이라 하고, 줄기를 잔향이 되고, 뿌리는 황숙향이라 한다. 뿌리의 마디가 가벼우면서 큰 것을 마제향이라 한다. 이 여섯 가지는 같은 나무에서 나오고, 고운 것과 거친 것의 차이만 있을 뿐이다. 어느 것이나 채취하는데 일정한 시기는 없다.'고 하였다.	沈懷遠南越志云, 交趾蜜香樹, 彼人取之, 先斷其積年老木根, 經年其外皮幹俱朽爛, 木心與枝節不壞, 堅黑沈水者, 卽沈香也. 半浮半沈與水面平者, 爲雞骨香. 細枝緊實未爛者, 爲靑桂香. 其幹爲棧香. 其根爲黃熟香. 其根節輕而大者, 爲馬蹄香. 此六物同出一樹, 有精粗之異爾, 並釆無時.

17) 남월지: 위진남북조시대 남송의 심회원의 저서로 기이한 물건, 명승고적, 이야기 등을 적은 8권의 책이지만 지금은 남아있지 않다. 본초강목에 19항목이 남아있고, 자산어보에 오적어, 환뢰어 등의 기록이 남월지에서 인용했다고 쓰여있다.

유순(劉恂)의 영표록이(嶺表錄異)[18]에 '광관의 나주에는 잔향 나무가 많은데, 몸체는 고리버들과 비슷하고 꽃은 희면서 무성하게 나며, 잎은 귤과 같다. 껍질은 종이로 만들기에 적합한데 향피지라고 한다. 물고기 같은 무늬가 있고 회백색이다. 물을 떨어뜨리면 즉시 문드러져서 닥나무 종이만 못하고 향기도 나지 않는다. 침향, 계골, 황숙, 잔향은 같은 나무이지만 뿌리, 줄기, 가지, 마디를 따로 구별한다.'고 하였다.

劉恂嶺表錄異云, 廣管羅州多棧香樹, 身似柜柳, 其花白而繁, 其葉如橘. 其皮堪作紙, 名香皮紙, 灰白色, 有紋如魚子, 沾水卽爛, 不及楮紙, 亦無香氣. 沈香·雞骨·黃熟·棧香雖是一樹, 而根·幹·枝·節, 各有分別也.

정위(丁謂)의 천향전(天香傳)[19]에서는 '이 향은 기이한 것들이 가장 많다. 네 가지 향에 42가지 모양이 있지만 같은 뿌리에서 나온다. 나무 자체는 백양과 같고, 잎은 동청과 같으면서 작다. 해북의 두, 화, 고, 뇌지역은 그 향이 나오는 곳으로 해남 지역의 것과 비교해 보면 우열이 있고 같지 않다. 자란 바탕이 같지 않은 것이다. 판매하는 자가 서둘러 채취하고 충분히 향이 되는 것을 기다리지 않는데, 이익을 따라 함부로 베어 내는 경우가 심하다. 경관(瓊管)의 여인(黎人)[20]은 그렇지 않아 때가 아니면 함부로 베지 않는다. 나무가 일찍 죽어버릴 근심이 없으니, 반드시 서둘러서 채집한 것과 다른 향을 얻게 될 것이다.'고 하였다.

又丁謂天香傳云, 此香奇品最多. 四香凡四十二狀, 出於一木. 木體如白楊, 葉如多靑而小. 海北寶·化·高·雷皆出香之地, 比海南者優劣不侔. 旣所稟不同, 復售者多而取者速, 其香不待稍成, 乃趨利伐賊之深也. 非同瓊管黎人, 非時不妄剪伐, 故木無夭札之患, 得必異香焉.

소송은 침향의 생산지역을 먼저 파악하였다. 3권의 문헌을 찾아 필요한 내용을 잘 요약하였다. 객관적이고 과학적인 태도를 보인다.

---

18) 영표록이: 당오대(589~960)에 활동한 유순이 편찬한 책으로 영남(嶺南)의 특이한 풍물, 기후, 문화에 대한 기록이다. 《嶺表錄異》文獻研究 (박영록, 2014)에 자세한 문헌에 대한 기록이 있다. 본초강목에서 41항목이나 기록이 있는데 대부분 소송의 책에서 인용하였다.

19) 천향전(天香傳): 정위(丁謂)가 송 인종(仁宗) 1022년-1025년에 애주(崖州)에 유배되어 있을 때 쓴 것이다. 최초에 정진공집(丁晉公集)에 수록되었으나 실전되었다.

20) 경관(瓊管)의 여인(黎人): 송대에 해남(海南)의 경주(瓊州)를 경관이라 칭했고 사는 사람을 여인(黎人)이라 불렀다.

증류본초, '오약으로 보좌하면 막힌 기를 흩어준다'
당신미(唐愼微, 1056-1136, 송나라)
증류본초(證類本草, 1082)

당신미(唐愼微)는 자가 심원(審元)이며 성도(成都) 화양(華陽) 사람이다. 의학을 좋아하여 청하는 자의 귀천을 막론하고 치료하였다. 매번 경서(經書)나 역사서 속에서 한 처방이나 한 의론을 얻으면 반드시 기록하였다. 당시 상서좌승(尙書左丞)인 포공(蒲公)이 발탁하여 관직을 주었으나 받지 않았다. 저서로 경사증류비급본초(經史證類備急本草) 수십 권이 있다.

이시진은 "송나라 휘종 대관(大觀) 2년(1108) 촉의(蜀醫) 당신미가 가우보주본초와 도경본초를 합하여 한 책으로 만들고, 다시 당본초, 진장기의 본초습유, 맹선의 식료본초의 구본(舊本)에서 빠뜨린 것 500여종을 수습하여 각 부에 덧붙여 넣고 아울러 5종을 증보하였다. 그리고 뇌공포자론, 당본초, 식료본초 및 진장기의 설 가운데 아직 수록되지 못한 것들을 채록하여 각 조문의 뒤에 덧붙였다. 또 고금의 단방을 채록하였으며, 경사백가(經史百家) 책에서 약물과 관련된 것 역시 덧붙였다. 모두 31권이며 증류본초라고 명하였는데, 조정에 바치니 대관본초로 이름을 바꾸었다. 당신미는 용모가 보잘것 없으나 학식이 해박하였으니, 제가의 본초와 각 약물의 단방이 천고토록 드리워져 인멸되지 않도록 한 것은 모두 그의 공이다. 정화(政和) 연간(1111-1117)에 의관 조효충(曹孝忠)에게 다시 명하여 이 책을 교정하여 간행하게 하였다.

이정도면 정보 수집과 편집의 달인이다.

침향은 명문의 화(火)가 부족한 것을 보한다. 가루내어 약에 넣어 쓰거나 물에 갈아 즙으로 먹는다.

沈香補命門火不足. 爲末入藥. 或水磨取汁服之.

여기서 명문(命門)이란 생명의 문 또는 생명의 근본이라는 뜻으로 의학서에서 오른쪽 신장을 명문으로 보았다.

오약으로 보좌하면 막힌 기를 흩어준다.

佐以烏藥, 走散滯氣.

오약(烏藥)은 모든 기병을 치료한다(治一切氣). 체내에 오래 묵은 음식을 소화하며, 쉽게 흐르는 소변을 강화하여 치료한다. 없애는 작용과 강화하는 작용은 반대되는 성질인데 두 가지를 동시에 발휘한다. 냉증, 냉기, 냉열을 풀어주는 효능이 있어 같이 쓰기 시작했다.

영남, 광동, 광서에서 자란다. 그 지방 사람들은 침향 나무를 보면 **반드시 칼로 베어 생채기를 낸다.** 오랜 세월이 지나면서 빗물이 스며들어 마침내 향을 이루게 된다. 단단하고 검으며 속이 빈 곳 없이 충실하다. 물에 가라앉는 것이 침향이고, 물에 뜨는 것이 전향이다. 전향 중에서 닭의 뼈 모양을 한 것이 계골향(雞骨香)이고, 말발굽 모양을 한 것이 마제향이다. 비록 물에 가라앉더라도 속이 비었으면 계골향이다. **침향을 태우면 향이 몹시 맑으면서 강렬하다.**

生嶺南交廣. 土人見香木, **必以刀斫成坎, 經年得雨水所漬, 遂結香.** 其堅黑, 中實, 無空心, 而沈水者爲沈香. 浮水者爲煎香. 煎香中, 形如雞骨者爲雞骨香. 形如馬蹄者爲馬蹄香. 雖沈水而有空心, 則是雞骨也. **爇之極清烈.**

증류본초의 침향 기록은 동의보감에 그대로 인용된다.

본초별설, '약으로 쓰는 것은 물에 가라앉는 것이다'
진승(陳承, 11세기-12세기, 송나라)
본초별설(本草別說, 1092)

본초별설(本草別說)은 송나라 진승이 『가우보주신농본초(嘉祐補注神農本草)』와 『도경본초(圖經本草)』를 합쳐 고금의 설과 자신의 견문을 붙여 중광보주신농본초도경(重廣補注神農本草圖經) 23권을 완성하였는데, 이를 『본초별설』이라 한다. 진승의 생몰연대는 미상이나 북송 원우(元祐, 1086~1093) 연간에 의술로 이름이 알려져 있었다. 송나라 초기 유명한 재상인 진요좌(陳堯佐, 963~1044)의 증손으로 어릴 때 부친을 여의고 모친과 함께 요회(遼淮)지역에서 의술로 생활을 유지하였다고 한다. 본초별설 외에 대관(大觀, 1107~1110) 연간에 인제국방(印劑局方)의 수정보완 작업에 참여하기도 하였다.

> 여러 가지 품종 외에 용린, 마엽, 죽엽같은 것들이 있으니, 10~20품종이 아니다. **약에 넣어야 하는 것은 속이 실하고 물에 가라앉는 것뿐이다.** 물에 가라앉지만 속이 빈 것은 계골이다. 말한 것 가운데 후로가 있는 것은 계골 속에 혈안과 같다.

> 諸品之外, 又有龍鱗 · 麻葉 · 竹葉之類, 不止一二十品. **要之入藥惟取中實沈水者.** 或沈水而有中心空者, 則是雞骨. 謂中有朽路, 如雞骨中血眼也.

이 시기에 이미 침향의 종류가 수십종이다. 용의 비늘, 대마의 잎, 대나무의 잎과 같은 모양만 거론한 이유는 제각기 다른 모양마다 다른 이름이 붙어 나오니 굳이 일일이 적을 필요가 없었던 것이다. 약에 넣는 침향은 많은 품종 중에 속이 실하고 물에 가라앉는 것을 쓰라고 했다. 모양이 예쁘거나 비싼 것이 아니다.

본초연의, '위기를 보호하고 조화하는 상품약'
구종석(寇宗奭, 연도미상, 송나라)
본초연의(本草衍義, 1116)

　구종석은 송나라의 약물학자로 예주(澧州, 호남성)의 현리를 지냈다. 본초연의는 20권으로 된 의약서로 약재 감별과 응용 분야에 있어 자신의 직접 경험을 근거로 가우보주신농본초(嘉祐補注神農本草)에서 설명이 부족한 471종의 약물에 대해 상세하게 분석하여 기술한 책이다[21]. 약물의 진위를 감별하는 방법 뿐 아니라 실제 병증에 적용하는 임상학의 범주를 개척했다. 송, 원, 청의 여러 판본들이 남아 있다.

　이시진은 구종석에 대해 "사실을 참고하고 사정과 이치를 조사했으며, 변증(辨證)을 두루 인용하여 밝혀낸 것이 참으로 많다. 동원(東垣), 단계(丹溪) 등도 대체로 높이 평가하고 신뢰한다[22]"고 하였다.

　연의(衍義)라는 뜻이 알기 쉽게 자세히 풀어 설명한다는 표현이 있는 것처럼 본초에 대해 세밀한 연구내용이 다수 들어있다.

영남의 여러 군에 다 있는데, 바닷가에 더욱 많다. 줄기가 교차하면서 가지와 연결되어 산과 고개와 이어지니 천리를 가도 끊어지지 않는다. 잎은 동청과 같고 큰 것은 몇 겹으로 되어 있으며, 나무의 성질은 비고 부드럽다. 산에 사는 사람들은 엮어서 오두막을 만들거나, 교량을 만들거나, 시루를 만들거나 구유를 만드는데, 향이 나는 것은 백에 하나나 둘도 없다.

嶺南諸郡悉有, 傍海處尤多. 交幹連枝, 岡嶺相接, 千里不絶. 葉如冬靑, 大者數抱, 木性虛柔. 山民以構茅廬, 或爲橋梁, 爲飯甑, 爲狗槽, 有香者百無一二.

대체로 나무의 액체가 모여 응결된 것으로 물기가 말라서 꺾인 나뭇가지에 많다. 침향, 전향, 황숙향이라 한다. 저절로 말라 죽은 것을 수반향이라 한다. 남은주, 고주, 두주 등지에는 생결향만 생산된다. 대체로 산에 사는 사람이 산에 들어가 칼로 베어 상처를 만드는데, 해가 지나 빗물을 얻어 젖게 되면 마침내 향이 맺힌다. 이것을 톱으로 잘라 흰 나무를 깎아내면 그 향은 반점이 생겨 이름하여 자고반으로 태우면 매우 맑고 강렬하다. 향이 좋은 것은 경주와 애주등지에서 난다. 사람들이 말하기를 각침, 황침은 고목에서 얻을 수 있고 마땅히 약에 사용한다. 나무껍질에 따라 뭉쳐진 것을 청계라 하는데, 기가 더욱 맑다. 땅 속에 오랫동안 있으면서 잘라 내지 않고도 얇은 조각이 된 것을 용린이라 한다. 잘라서 저절로 말려지거나 씹어서 부드럽게 한 것을 황랍침이라 하는데, 구하기는 더 어렵다.

蓋木得水方結, 多在折枝枯幹中, 或爲沈, 或爲煎, 或爲黃熟. 自枯死者, 謂之水盤香. 南息·高·寶等州, 惟産生結香. 蓋山民入山, 以刀斫曲幹斜枝成坎, 經年得雨水浸漬, 遂結成香. 乃鋸取之, 刮去白木, 其香結爲斑點, 名鷓鴣斑, 燔之極淸烈. 香之良者, 惟在瓊·崖等州, 俗謂之角沈·黃沈, 乃枯木得者, 宜入藥用. 依木皮而結者, 謂之靑桂, 氣尤淸. 在土中歲久, 不待創剔而成薄片者, 謂之龍鱗. 削之自卷, 咀之柔韌者, 謂之黃蠟沈, 難得也.

그러므로 경에 이르기를 풍수종을 치료하고, 나쁜 기운을 제거하며 치료되지 않는 나머지를 고친다. 지금의 의원들이 **위기를 보호하고 조화시키는 데에 사용하는 상품약**이며 모름지기 곱게 갈아 써야 한다. 지금 사람들이 오약과 함께 갈아서 복용하는데 막힌 기(滯氣)를 빨리 흩어지게 한다. 단독으로 쓰면 약하니 다른 약재와 더불어 서로 돕고 마땅히 부드럽게 효능을 취하면 유익함이 있을 뿐 손해는 없다.

然經中止言療風水腫, 去惡氣, 余更無治療. 今醫家用以**保和衛氣, 爲上品藥,** 須極細爲佳. 今人故多與烏藥磨服, 走散滯氣, 獨行則勢弱, 與他藥相佐, 當緩取效, 有益無損.

오약은 성질이 온화하고 기를 안으로 수렴하기 보다는 겉으로 내보내는 것이 많은데, 아주 강렬하지는 않다. 침향과 같이 갈아서 끓여 마시면 흉복의 냉기를 치료하는데 적당하다.

性和, 來氣少, 走泄多, 但不甚剛猛. 同沈香磨湯服, 治胸腹冷氣甚穩當.

---

21) 한국전통지식포탈 http://www.koreantk.com.
22) 參考事實, 核其情理, 援引辨證, 發明良多. 東垣、丹溪諸公亦多尊信之.

당신미 이후에 30년의 세월이 흘러 침향과 오약을 같이 쓰는 것이 유행이 된 듯하다. 오약을 같이 쓰는 이유를 고심한 부분이 역력하다. 지금의 의원들은 위기를 보화하는 데에 쓰고, 지금의 사람들은 오약과 같이 갈아 쓴다고 이야기했다. 현재의 유행을 이야기하는 것이라면 굳이 분류할 필요는 없지 않겠냐고 생각되지만 일부러 구분한 이유는 오약을 쓰는 것이 탐탁치 않았기 때문이다.

진주낭, '맵고 뜨거우며 순수한 양이다'
장원소(張元素, 1151~1234, 금나라)
진주낭(珍珠囊, 1186)

장원소의 꿈에 어떤 사람이 큰 도끼로 그의 가슴을 열고 책 몇 권을 넣어준 후로 의술에 통달하였다는 이야기가 금사(金史)에 나온다. 도라에몽에 나오는 암기빵 같은 이야기처럼 들리지만 사실은 어린 시절부터 사서오경을 열심히 공부하였다가 과거시험을 그만두고 온 마음을 기울여 의학을 배웠다고 한다.

장원소는 병을 치료할 때 옛날 처방을 사용하지 않았다[23]. 운기(運氣)가 옛날과 같지 않고 고금의 법도가 다르기 때문에 옛날 처방으로 신병을 치료하는 것은 서로 맞지 않으니 스스로 자기만의 방법을 만들어야 한다고 하였다.

---

23) 古方今病決不能相値

정기를 기르면 적취(積聚)는 저절로 없어진다. 적취는 몸 안에 쌓인 기로 인하여 덩어리가 생겨 아픈 병이다. 배나 가슴, 옆구리에 큰 살덩어리가 생기기도 한다. 집안에 가득 자리한 사람이 모두 군자라면 설령 한 명의 소인배가 있어도 용납될 자리가 없으니 스스로 물러나는 이치와 같다. 지금 진기가 실하고 위기가 강하다면 적취는 스스로 삭아질 것이다.

이시진은 본초강목을 지으면서 장원소의 이론을 235항목이나 인용하였다. 의학의 이론을 발전시킨 공으로 장원소를 영추, 소문 이후 이 사람뿐[24]이라고 평가하였다

의학계원(醫學啓源), 진주낭, 장부표본약식(臟腑標本藥式), 약주난경(藥注難經) 등의 책을 지었다. 제자 이고(李杲)가 그의 학문을 전하여 받았다. 아들 장벽(張璧)도 그 시대에 이름을 날렸다.

침향은 양이다. 올라가기도 내려가기도 한다.	陽也. 有升有降.
맵고 뜨거우며 순수한 양이다. 우신명문을 보해 준다.	辛熱純陽, 補右腎命門.

엄청난 배경 설명에 비해 문장은 단순하다. 짧지만 내가 관찰하고 경험한 결과만을 이야기하겠다는 단호함이 느껴진다. 장원소가 수백가지 약재를 판단하면서 신열순양이라고 표현한 것은 침향과 후추(胡椒)이다. 침향의 맵고 뜨거우면서 강렬한 효능을 이야기했다.

---

24) 靈素之下, 一人而已

보우신명문(補右腎命門)은 따로 나누지 않고 한문장으로 이해한다. 팔십일난경(八十一難經) 또는 황제팔십일난경(黃帝八十一難經)이라고 불리는 난경(難經)[25]에 양쪽 신장을 이야기하면서 왼쪽을 신(腎), 오른쪽을 명문(命門)이라고 하였다. 본초강목에 우신명문을 보하는 약재는 4개가 있는데, 침향, 천오두(川烏頭), 부자(附子), 촉초(蜀椒)이다.

유완소, '기를 늘리고 정신을 화평하게 한다'
유완소(劉完素, 1120?~1200, 금나라)

자는 수진(守眞), 호는 통현처사(通玄處士), 통원처사(通元處士)이며 하간(河間) 출신이라 유하간(劉河間)이라고 부른다. 금원사대가(金元四大家) 가운데 한 사람이다. 금원사대가는 금나라, 원나라 시기의 4명의 대가로 유완소(劉完素), 장종정(張從正), 이고(李杲), 주진형(朱震亨)이다. 한의대에서 반드시 시험에 출제되는 중요한 명의가 금원사대가이다.

유완소는 오운육기(五運六氣)의 대가로 알려졌는데, 방풍통성산(防風通聖散)과 양격산(凉膈散)을 창제하였다.

---

25) 난경(難經), 삼십육난(三十六難): 명문(命門)은 모든 정신(精神)이 간직되어 있는 곳이며, 원기(原氣)가 매어 있는 곳이다. (命門者, 諸神精之所舍, 原氣之所系也) 신(腎)이 2개 있는 것이 모두 신(腎)은 아니니, 그 왼쪽에 있는 것은 신(腎)이고, 오른쪽에 있는 것은 명문(命門)이다. (腎兩者, 非皆腎也, 其左者爲腎, 右者爲命門)

왕호고는 요즘 의학을 논하는 자 중에 유완소의 설을 주장하는 사람도 있고, 장원소의 설을 주장하는 사람도 있다. 장씨가 약을 쓰는 방법은 사계절의 음양승강에 맞추어 가감하는 것으로 내경의 "사계절의 변화에 따르면서 정신을 조절하여 건강을 유지한다(四氣調神)"이다. 의사가 이것을 모르면 잘못된 치료를 하게 된다.

유씨가 약을 쓰는 방법은 "묵은 것을 밀어내고 새 것으로 채워(推陳致新)" 조금이라도 막히지 않게 하는 것으로 "조화를 날로 새롭게 하여 머무르지 않는다"는 뜻이다. 의사가 이것을 모르면 이는 치료할 방법이 없는 것이다. 그러나 장씨의 설을 주장하는 사람이라도 혹 장씨의 오묘한 방법을 다 알지 못하면 명현(瞑眩)이 있는 약을 끝까지 투약하지 못하여 적절한 시기를 놓쳐서 치료하지 못하는 때가 많다.

유씨의 설을 주장하는 사람이라도 혹 유씨의 오묘한 방법을 다 알지 못하면 눈앞의 효과는 있으나 남모르게 정기를 상하여 나중에 해가 되는 때가 많다. "두 분의 장점을 살리고 두 분의 폐단을 없앤다면 병을 치료하는 것이 거의 완벽할 것이다."고 동의보감에 나와있다.

장원소는 계절의 변화가 몸의 음, 양 변화를 조화롭게 하는 것에 미치는 영향을 중요히 여긴 것이다. 유완소는 몸 속의 정기와 사기의 진퇴를 파악해서 질병을 다스린 것이다.

침향은 기를 늘리고 정신을 화평하게 한다.   益氣和神.

본초경집주의 거악기(去惡氣), 악기를 제거하니 익기, 기를 증가시키고, 이순의 청인신(淸人神), 사람의 정신을 맑게 하니 화신(和神), 정신을 화평하게 한다고 보았다. 거악기, 청인신의 여섯 글자에서 익기화신 네글자로 바꾸고 나니 사자성어같이 힘이 있다. 약재의 핵심을 파악하는 능력이 탁월하다.

이고, '위로는 머리에 이르고, 아래로는 용천에 이른다' 이고(李杲, 1180 – 1251, 금나라)

금나라의 이름 난 의학자로 금원사대가중 한사람이다. 자신을 동원노인(東垣老人)이라 했다. 진정(眞定, 하북성) 사람이다. 장원소(張元素)를 스승으로 모셨다. 그 시대는 마침 전란 때문에 사람들의 생활은 불안정하였고 굶주리고 추위에 시달리고 정신적 충격을 받았다. 질병이 아주 많이 발생하던 시기라 상한(傷寒)의 방법으로 치료해도 효과가 별로 없었다.

내상(內傷)과 외상(外傷)을 미루어 밝혀서 비토(脾土)를 보(補)하는 학설에 많은 정성을 기울였다. 토(土)를 몸의 중심으로 보고, 토가 화평하면 모든 장(臟)이 화평하다는 것이다.

광제비급에 "동원십서(東垣十書)는 이고의 저술로, 명의 10가를 모아 편찬한 것이다. 보중익기탕(補中益氣湯)을 창제했다. 내경(內經)의 '피로한 것은 따뜻하게 길러준다.'는 뜻을 이해한 사람은 수천년 동안 이 한 사람[26]"이라고 평가하였다.

이시진은 "이고의 자는 명지(明之)이고 호는 동원(東垣)이다. 춘추, 서, 역에 통달하였으며 충성스럽고 절개가 있어 부유하나 베풀기를 좋아하여 전례에 따라 제원(濟源)의 감세관(監稅官)이 되었다. 결고노인(潔古老人)에게 사사를 받아 그 학문을 터득하고 새로운 것을 더욱 더 드러내니 사람들이 신의(神醫)라고 칭하였다. 결고진주낭을 원형으로 해서 용약범례(用藥凡例), 제경향도(諸經嚮導), 강요(綱要), 활법(活法)을 더하여 이 책을 저술하였다.

세상 사람들이 내상과 외감을 잘 알지 못해 혼동하여 치료하므로 그 맥증(脈證), 원기음화(元氣陰火), 음식노권(飮食勞倦), 유여부족(有餘不足)을 변별하여 변혹론 3권과 비위론 3권을 저술하였고, 소문, 난경, 본초, 맥결과 잡병들을 연구하여 의학발명 9권과 난실비장 5권을 저술하였으며, 경락맥법을 변석하고 상한육경의 법칙을 분석하여 차사난지 2권을 저술하였다. 별도로 옹저 및 안과 전문 여러 서적과 시효방이 있는데, 모두 그 문인들이 이고가 찬술한 바를 모은 것이다."고 하였다. 한의학 역사에서 소화질환의 최고 명의는 바로 이고 선생이시다.

본초에 풍수독종을 치료하고 악기를 제거한다고 되어있다. ... 능히 모든 기를 기르고, 위로는 머리에 이르고 아래로는 용천에 이른다. 사약으로 쓰는 것이 가장 좋다. 비위를 보해 주고, 비에 생긴 담연혈을 치료한다.

本草云:治風水毒腫, 去惡氣, 能調中壯陽, 暖腰膝, 破癥癖, 冷風麻痺, 骨節不任, 濕風皮膚癢, 心腹痛, 氣痢, 止轉筋吐瀉. 東垣云:能養諸氣, 上而至天, 下而至泉. 用爲使, 最相宜. 補脾胃, 及痰涎血出於脾.

---

26) 解內經勞者溫之之旨者

이고의 표현은 상이지천(上而至天), 하이지천(下而至泉)으로 끝난다. 수승화강을 천(天)과 천(泉)으로 풀어낸 것이기도 하다. 얼마나 멋진 말인가. 조금 과장되게 해석하면 위로는 하늘까지 치솟으며 아래로는 땅속까지 도달한다고도 할 수 있다. 이 말을 만들고 얼마나 뿌듯했겠는가.

탕액본초, '모든 기를 길러준다'
왕호고(王好古, 1230?~1308?, 원나라)
탕액본초(湯液本草, 1289)

원나라 조주(趙州) 사람으로 자는 종지(從之), 진지(進之)이고, 호는 해장(海藏)이다. 명의 이동원과 장원소에게 배워 두 사람의 장점을 터득하였다. 저서에 상한변혹론(傷寒辨惑論)과 중경상변(仲景詳辨) 등이 있었지만 없어졌고, 상한병과 관련된 의루원융(醫壘元戎) 12권과 음증약례(陰證略例), 차사난지(此事難知), 탕액본초 등이 남아있다.

탕액본초는 약물학에 관한 3권의 책이다. 상권은 약성(藥性) 총론 부분으로 이고의 약류법상(藥類法象), 용약심법(用藥心法)의 일부 내용을 추려 모으고 보충하였다. 중, 하권은 약물을 나누어 말하였는데 풀, 나무, 열매, 남새, 곡식, 옥과 돌, 날짐승, 길짐승, 벌레(곤충) 등 9부로 나누고 238종의 약물을 실었다.

책 속에서 논술한 약성은 모두 각 약물이 삼음경(三陰經), 삼양경(三

陽經)에 작용하는 특징을 근거로 하고 약물의 기미음양(氣味陰陽), 승강부침(升降浮沈)과 결합하고 연관된 여러 의사들의 논술을 덧붙였다. 현재 동원십서(東垣十書) 속에 남아 있다.

약의 오미를 명쾌하게 설명한 바가 있다.

기는 약간 따뜻하고 양에 속한다. **진기를 잘 오르 내리게 한다.** 또 모든 기를 길러주어 위로는 머리에 닿게 하고 아래로는 용천(발바닥)에 닿게 한다. 사약으로 쓴다.[27]

氣微溫, 陽也. **升降眞氣**. 又能養諸氣, 上而至天, 下而至泉, 用爲使.

이고의 표현에서 진기를 오르내리기 한다는 "승강진기"를 덧붙이고 군약이 아니라 이끌어주는 "사약(使藥)"으로 쓰는 것이 제일 좋다에서 마지막 3글자, 최상의를 제외하였다. 선생님의 표현은 살리되 살짝 자신의 의도를 밝히는 섬세함이 있다.

군신좌사(君臣佐使)란 한약을 쓰는 방식 중 하나이다. 황제내경 소문,

---

27) 매운맛은 흩뜨리니 가로로 움직이게 하고, 단맛은 퍼지게 하니 위로 올라가게 하고, 쓴맛은 새어 나가게 하니 아래로 내려가게 하고, 신맛은 수렴시키니 그 성질이 수축시키는 것이고, 짠맛은 부드럽게 만드니 그 성질이 펴게 하는 것이니, 같지 않음이 이와 같은 것이다.
升而使之降, 須知抑也, 沈而使之浮, 須知載也. 辛散也, 而行之也橫, 甘發也, 而行之也上, 苦泄也, 而行之也下, 酸收也, 其性縮, 鹹軟也, 其性舒, 其不同如此.
손바닥을 맞부딪히면 소리가 나고 불에 물을 올리면 물이 끓듯 하는 것이니, 두 약물이 합하여짐에 그 상(象)은 그 사이에 있다. 오미는 서로 누르고 사기는 서로 조화하니 그 변화를 가벼이 쓸 수 있겠는가? 본초에 묽은 맛와 양기를 언급하지 않았으니 이 역시 결문일 것이다.
鼓掌成聲, 沃火成沸, 二物相合, 象在其間矣. 五味相制, 四氣相和, 其變可輕用哉. 本草不言淡味 · 涼氣, 亦缺文也.

지진요대론(至眞要大論)에 "병을 주로 치료하는 약물을 군(君)이라 하고, 군약(君藥)을 보좌하는 것을 신(臣)이라 하고, 신약(臣藥)에 응(應)하는 것을 사(使)라고 한다."[28]라고 되어 있다.

본초몽전, '불사르면 맑고 세차다'
진가모(陳嘉謨, 1486~1570, 명나라)
본초몽전(本草蒙筌, 1565)

진가모는 기문(祁門) 사람으로, 자는 정채(廷采)이고 의술이 뛰어났다고 한다.

본초명전은 12권으로 앞에 역대 명의도(名醫圖), 성씨 및 약성 총론이 있고, 각종 약물의 특징과 용도에 대한 분석이 상세하며, 약물 포자(炮炙)의 논술이 들어있다.

직접 쓴 서문에 "여러가지 판본을 취한 뒤에 의미를 회합하고 관통하여 절충하였다. 기미의 승강과 독의 유무를 가장 먼저 서술하고, 산출지의 우열과 채취 시기의 순서를 정하고, 다음으로 여러 경락의 운행과 칠정(七情)의 갖춘 바를 서술하였다. 그 사이에 옛 문장을 선택하고 가만히 나의 의견을 붙여 미진한 뜻을 확충하였다. 또한 번다하여 정리되지 않을

---

28) 主病之謂君, 佐君之謂臣, 應臣之謂使.

까 염려하여 차례차례 장구(章句)로 수렴하고 성률을 댓구로 이루며, 중복된 내용은 줄이고 간략한 내용은 보충하며, 이치에 합치하는 내용은 취하고 어긋나는 내용은 버렸다. 1559년에 시작하여 다섯 번 원고를 수정하고 7년만에 완성하여 본초몽전이라 이름 붙였다."고 했다.

이시진은 "왕기의 본초집요에 의거하여 부문별로 순서를 매겨 완성하였다. 매 약품마다 기미, 산출지, 채취시기, 치료방법을 서술하고, 댓구로 문장을 만들어 암송하기 편하게 하였다. 간간이 그 뒤에 자신의 의견을 붙였는데 뜻을 밝힌 것이 적지 않고, 초학자에게 도움이 되니 '몽전'이라 명명한 것은 참으로 그 실질에 부합한다."고 하였다.

주역의 네 번째 괘인 산수몽(山水蒙)에서 빌려와 초학자가 이 책으로 나날이 정밀하고 은미한 수준까지 가기를 바라며 제목을 지었다.

맛은 맵고 기미는 따뜻하다. 양이다. 독이 있다. 속이 꽉 차 있어 물에 잠긴다. **불사르면 맑고 세차기에 이름하여 침향이다.** 본초연의에 말하기를, 침향은 위기를 보하고 조화롭게 한다. 상품약이다. 지금 사람들이 오약과 더해서 갈아 복용하는데 막힌 기를 빨리 흩어지게 한다. 단독으로 쓰면 약하니 다른 약재와 함께 사용하면 상호 도움이 되어 천천히 효과를 얻게 되어 유익함이 있을 뿐 손실은 없다. 다른 약으로는 이 처방을 할 수 없다.

味辛, 氣微溫. 陽也. 毒也. 堅實沈水, **燔極淸烈, 故名沈香.** 謹按衍義云 沈香保和衛氣, 爲上品藥. 今人多與島藥摩服, 走散滯氣, 獨行則勢弱, 與他藥相佐, 當緩取效, 有益無損. 餘藥不可方也.

본초강목, '모양 좋은 침향은 약에 쓰지 않는다'
이시진(李時珍, 1518-1593, 명나라)
본초강목(本草綱目, 1569)

명나라의 이시진은 약초를 재배하는 농민, 민간 의사, 사냥꾼, 어부 등 다양한 백성들에게서 얻은 약물학 지식과 800여 종의 참고문헌을 토대로 30년에 걸쳐 집대성한 대작이다.

조선에 본초강목이 전해진 것은 선조 이후일 것으로 추측된다. 허준의 동의보감에 등장하는 '본초'는 본초강목이 아닌 증류본초이다. 본초강목은 본초정화, 광제비급, 일관강목, 임원경제지, 의종손익, 약성가 등 후대의 책에 큰 영향을 끼쳤다.

향의 등급은 세 가지인데, 침향(沈), 잔향(棧), 황숙향(黃熟)이다. 침향은 물에 들어가는 즉시 가라앉는다. 품종은 네 가지인데, 숙결은 진액이 응결되어 저절로 썩어 나오는 것이고, 생결은 도끼로 찍어 쓰러뜨려서 진액이 응결된 것이고, 탈락은 물이 썩어서 뭉쳐진 것이고, 누충은 좀이 슨 틈에서 뭉쳐진 것이다. 생결이 최상품이고, 숙결과 탈락이 그 다음이다. 단단하고 검은 것이 최상품이고, 황색이 그 다음이다. 각침은 검고 반질반질하며, 황침은 노랗고 반질반질하며, 납침은 부드럽고 질기며, 혁침은 가로무늬가 있는데, 모두 상등품이다. 바닷가와 섬에서 나는 것은 돌절구와 같거나, 팔뚝이나 주먹과 같거나, 봉황, 참새, 거북이, 뱀과 같거나, 구름, 사람과 같다. 해남 지역의 마제, 우두, 연구, 견율, 죽엽, 지균, 사자, 부자 등의 향은 모두 모양을 따라 이름 지어졌을 뿐이다.

香之等凡三, 曰沈, 曰棧, 曰黃熟是也. 沈香入水卽沈, 其品凡四, 曰熟結, 乃膏脈凝結自朽出者; 曰生結, 乃刀斧伐僕, 膏脈結聚者; 曰脫落, 乃因水朽而結者; 曰蟲漏, 乃因蠹隙而結者. 生結爲上, 熟脫次之. 堅黑爲上, 黃色次之. 角沈黑潤, 黃沈黃潤, 蠟沈柔耎, 革沈紋橫, 皆上品也. 海島所出, 有如石杵, 如肘如拳, 如鳳雀龜蛇, 雲氣人物. 及海南馬蹄, 牛頭, 燕口, 繭栗, 竹葉, 芝菌, 梭子, 附子等香, 皆因形命名爾.

잔향은 물에 넣으면 절반은 뜨고 절반은 가라앉으니, 곧 침향 가운데서 절반만 응결되어 나무에 붙어 있는 것이고, 혹 전향을 만드는데, 변방에서는 파목향이나 농수향이라고 한다. 그 부류로는 자향, 계골향, 엽자향이 있는데, 모두 모양을 따라 이름을 지었다. 삿갓만큼 큰 것은 봉래향이라 한다. 산의 암석과 같이 말라서 베어 낸 것을 광향이라 한다. 약에 넣는 것은 모두 침향보다 다음이다. 황숙향은 향이 가볍고 속이 빈 것으로, 민간에서 와전되어 속향이라고 하는 것이다. 생성이 빠른 것은 베어 내어 채취한 것이다. 숙성이 빠른 것은 썩어서 채취한 것이다. 크면서 조각이 되어 있는 것을 수반두라 한다. 모두 약에 넣기에 적합하지 않고 향으로 태울 때만 쓸 수 있다. 섭정규는 '발니, 점성, 진랍에서 나는 것을 번향이라고도 하고 박침이라고도 하고, 약침이라고도 하는데, 의가에서 많이 쓰고, 진랍에서 나는 것을 상등품으로 여긴다.'라고 하였다. 채조는 '점성에서 나는 것은 진랍에서 나는 것만 못하고, 진랍에서 나는 것은 해남 지역의 여동에서 나는 것만 못하다. 여동은 만안의 여모산동쪽 지역으로 세상에서 가장 외진 지역이며, 해남침이라고 하는 것은 1조각에 1만 전이나 한다. 북쪽 지역의 고주와 화주 등지에서 나는 것은 모두 잔향일 뿐이다.'라고 하였다. 범성대는 '여통에서 나는 것은 토침향이라 하고 혹은 애향이라고도 한다. 종이처럼 얇지만 물에 들어가면 역시 가라앉는다. 만안은 섬 동쪽에 있고, 조양의 기운이 모이므로 향이 더욱 축적되지만, 그 지역 사람들도 구하기 힘들다. 박침향은 대부분 비린내가 강렬하고, 끝 부분에서 연기가 나면 반드시 검게 된다. 교지 북쪽의 향은 흠주에서 모으는데, 이것을 흠향이라 하고 기운이 더욱 강렬하다. 남쪽 지역 사람들은 그다지 귀중하게 여기지 않고 약에만 넣는다.'

其棧香入水半浮半沈, 卽沈香之半結連木者, 或作煎香, 番名婆木香, 亦曰弄水香. 其類有刺香·雞骨香·葉子香, 皆因形而名. 有大如竺者, 爲蓬萊香. 有如山石枯槎者, 爲光香. 入藥皆次於沈香. 其黃熟香, 卽香之輕虛者, 俗訛爲速香是矣. 有生速, 斫伐而取者. 有熟速, 腐朽而取者. 其大而可雕刻者, 謂之水盤頭. 並不堪入藥, 但可焚爇. 葉廷珪云, 出渤泥·占城·眞臘者, 謂之番沈, 亦曰舶沈, 曰藥沈, 醫家多用之, 以眞臘爲上. 蔡絛云, 占城不若眞臘, 眞臘不若海南黎峒. 黎峒又以萬安黎母山東峒者, 冠絶天下, 謂之海南沈, 一片萬錢. 海北高·化諸州者, 皆棧香爾. 范成大云, 黎峒出者名土沈香, 或曰崖香. 雖薄如紙者, 入水亦沈. 萬安在島東, 鍾朝陽之氣, 故香尤醞藉, 土人亦自難得. 舶沈香多腥烈, 尾煙必焦. 交趾海北之香, 聚於欽州, 謂之欽香, 氣尤焦烈. 南人不甚重之, 惟以入藥.

양나라 원제의 금루자(金樓子)에 '하나의 나무에 다섯 가지 향이 있는데, 뿌리는 단, 마디는 침, 꽃은 계설, 아교는 훈륙, 잎은 곽향이다.'라고 하였는데, 모두 잘못된 것이다. 다섯 가지 향은 각각 한 종류이다. 이른바 '다섯 가지 향이 하나의 뿌리'라는 것은 앞에서 소공(蘇恭)이 '침, 잔, 청계, 마제, 계골'이라고 말한 것이다."고 하였다.

梁元帝金樓子謂一木五香, 根爲檀, 節爲沈, 花爲雞舌, 膠爲熏陸, 葉爲藿香. 並誤也. 五香各是一種. 所謂五香一本者, 卽前蘇恭所言, 沈·棧·靑桂·馬蹄·雞骨者是矣.

위왕화목지(魏王花木志)에서는 '목밀은 천세수라 부르는데, 뿌리가 매우 크고, 베어 낸 지 4-5년 뒤에 썩지 않은 것만을 향으로 삼는다.'라고 하였다. 이로써 보면 진장기가 '1000년 된 것을 베어 낸다.'라고 말한 것은 대체로 잘못 와전된 것이다. 단성식의 유양잡조(酉陽雜俎)에서는 '몰수는 페르시아(波斯) 지역 국가에서 나고, 불림국 사람들은 아좌라고 부른다. 나무의 길이는 1장여 정도이고 껍질은 청백색이며, 잎은 괴화와 비슷하면서 길쭉하고, 꽃은 귤꽃과 비슷하면서 크다. 열매는 검은색이고, 큰 것은 산수유만 하며, 맛이 시고 달아서 먹을 수 있다.'라고 하였다.

魏王花木志云, 木蜜號千歲樹, 根本甚大, 伐之四五歲, 取不腐者爲香. 觀此, 則陳藏器所謂生千歲乃斫者, 蓋誤訛也. 段成式酉陽雜俎云, 沒樹出波斯國, 拂林國人呼爲阿. 樹長丈餘, 皮靑白色, 葉似槐而長, 花似橘花而大. 子黑色, 大如山茱萸, 酸甜可食.

광주지(廣州志)에서는 '조경 지역의 신흥현에서 향목이 많이 나는데, 민간에서는 밀향이라 한다. 악기를 물리치고 귀신을 죽인다.'라고 하였다. 진서에서는 '태강5년에 대진국에서 밀향나무 껍질로 만든 종이를 진상했는데, 옅은 갈색이고 물고기 무늬가 있었으며, 매우 향기로우면서 질기다.'라고 하였다. 이러한 여러 가지 설을 살펴보면, 밀향도 침향 종류이므로 모양과 효능, 쓰임새가 둘 다 같다.

廣州志云, 肇慶新興縣出多香木, 俗名蜜香. 辟惡氣, 殺鬼精. 晉書云, 太康五年, 大秦國獻蜜香樹皮紙, 微褐色, 有紋如魚子, 極香而堅韌. 觀此數說, 則蜜香亦沈香之類, 故形狀功用兩相仿佛.

남월지(南越志)에서는 '교주 사람들이 침향이라고 칭하는 것은 밀향이다.'라고 하였고, 교주지(交州志)에서는 '밀향은 침향과 비슷하다.'라고 하였고, 영표

南越志謂交人稱沈香爲蜜香. 交州志謂蜜香似沈香. 嶺表錄異言棧香皮紙似魚子.

록이(嶺表錄異)에서는 '잔향의 껍질로 만든 종이는 물고기와 비슷하다.'라고 하였으니, 더욱 상호간에 증거가 된다. 양신의 단연록(丹鉛錄)에서 '밀수는 밀몽화 나무이다.'라고 말한 것은 잘못이다. 지구도 목밀이라 하는데, 같은 종류인지 아닌지 모르겠다. 과부에 상세히 보인다."라고 하였다.

尤可互證. 楊愼丹鉛錄言蜜樹是蜜蒙花樹者, 謬也. 又枳椇木亦名木蜜, 不知亦同類否? 詳見果部.

입으로 씹어서 향이 나고 단맛이 나는 것은 성질이 평하고, 매운 것은 성질이 뜨겁다.

咀嚼香甜者性平, 辛辣者性熱.

상부는 뜨겁고 하부는 차가운 증상, 기가 거슬러 숨이 차는 증상, 대장이 허하고 막힌 증상, 소변이 방울져 나오는 증상, 남자의 정액이 찬 증상 등을 치료한다. 환약이나 가루약에 넣고자 할 때는 종이에 싸서 품속에 두었다가 마르면 가루 낸다. 약사발에 넣고 물을 넣어 가루 내고자 할 때는 햇볕에 말려도 된다. 탕제에 넣을 때는 갈아 낸 즙을 때에 따라 넣는다.

治上熱下寒, 氣逆喘急, 大腸虛閉, 小便氣淋, 男子精冷. 欲入丸散, 以紙裹置懷中, 待燥研之. 或入乳鉢以水磨粉, 晒乾亦可. 若入煎劑, 惟磨汁臨時入之.

침향의 여러 가지 논설을 이시진이 깔끔하게 정리한다. 이시진의 말에서 주의 깊게 봐야할 점이 두 가지가 있다.

1. 좋은 모양의 침향들은 약에 넣기에 적합하지 않고 향으로 태울 때만 쓸 수 있다(並不堪入藥, 但可焚爇).
2. 남쪽 지역 사람들은 그다지 귀중하게 여기지 않고 약에만 넣는다(南人不甚重之, 惟以入藥).

너무 모양이 좋은 것은 효능에 비해 비싸기 때문에 선물이나 태우는 용도로 쓰고, 약으로 쓸 때는 적당한 것을 사용하면 된다는 것이다.

침향을 모양에 따라 구분을 짓고 종류가 많지만 약으로 쓸 때는 적당한 가격의 침향을 쓰면 된다는 것이다. 모양에 따라 효능이 달라진다면 침향강기산에는 A침향을 넣어야 하고, 침향지각산에는 B침향을 넣어야 한다고 구분 짓지 않았겠는가. 수십 종류의 모양이 있지만 처방에 넣는 약재는 그저 "침향"이다.

현대에 와서도 인도의 침향이냐, 베트남의 침향이냐, 인도네시아의 침향이냐 따지고 우열을 가리고 싶어하는 사람들이 남아있는데 어디에서 나온 일인지 묻고 싶다. 인도, 중국, 베트남, 인도네시아, 캄보디아 도처에서 침향을 재배하고 채취하고 있다. 침향이 귀하다, 금보다 비싸다고 주장하는 사람들이 있다. 귀한 것도 알고 비싸다는 것도 안다. 하지만 문헌에 수많은 침향이 들어간 처방들을 보면 천금과 같은 약재는 아닌 것이다. 한때 소금도 금보다 귀한 시절이 있었다. 다만 구하기 힘든 시기가 있었던 것이다.

지나친 자기주장은 학문의 발전에도 해롭고, 대중들이 쉽고 편하게 활용하는 데에도 전혀 도움이 되지 않는다. 좋은 침향을 널리 활용하도록 하는 것이 전문가의 소명 중 하나이리라.

만병회춘, '하늘에서 땅까지 두루 통하게 한다'
공정현(龔廷賢, 연도미상, 명나라)
만병회춘(萬病回春, 1587)

명나라의 의사로 자는 자재(子才), 호는 운림(雲林), 강서성(江西省) 금계(金谿) 사람이다. 대대로 의원을 하던 집에서 태어났으며, 아버지 공신(龔信)은 태의원(太醫院)에서 벼슬을 하였다. 저서로 아버지가 지은 것을 이어받아 완성한 고금의감(古今醫鑑, 1577)이 있고, 종행선방(種杏仙方), 만병회춘, 수세보원(壽世保元), 운림신구(雲林神彀), 본초포제약성부정형(本草炮製藥性賦定衡), 노부금방(魯府禁方) 등이 있다.

봄은 조화와 생육을 주관하여 하늘에서는 원(元)이 되고, 사람에게는 인(仁)이 되어 만민이 병든 것을 회춘시켜 천수를 누리게 하고자 만병회춘이 나왔다.

> 침향은 기를 내려주며, 위를 따뜻하게 해주고 사기를 몰아내며, **하늘에서 땅까지 두루 통하게** 할 수 있고, 위기를 잘 돌게 해준다.
>
> 沈香降氣, 暖胃追邪, **通天徹地**, 衛氣堪夸.

침향의 기운이 위로는 머리까지 닿게 하고 아래로는 발바닥까지 이르게 한다는 학설을 줄여 통천철지(通天徹地)라고 한다. 동원노인의 상이지천, 하이지천도 침향의 효능을 멋지게 표현했었는데, 여덟자를 줄여 '하늘에서 땅까지 두루 통하게 한다'인 통천철지, 4글자로 요약하였다.

경악전서, '상화를 더하고 돕는다'
장개빈(張介賓, 1563~1640, 명나라)
경악전서(景岳全書, 1624)

명나라의 명의로 자는 경악이다. 경악전서는 의학 이론과 임상에서 실용성을 인정받은 의서로 의론(醫論), 진단(診斷), 본초(本草), 방제(方劑), 임상각과(臨床各科) 등을 포괄하고 있다. 음양, 표리, 허실, 한열, 기미 등 중국 의학 이론상의 문제를 다룬 전충록(傳忠錄), 맥법과 맥의의 정화를 논술한 맥신장(脈神章), 상한온병의 전변과 치료를 다룬 상한전(傷寒典), 내과 잡병과 눈, 귀, 코, 인후, 치아 등의 질병을 다룬 잡증모(雜證謨), 부인병을 다룬 부인규(婦人規) 등 15종 64권으로 되어 있다.

전충록에는 의론(醫論) 30여 편이 수록되어 변증(辨證), 진법(診法) 및 치칙(治則) 등의 내용을 논술하였고, 부인규에 황제내경(黃帝內經), 부인대전양방(婦人大全良方), 단계심법(丹溪心法) 등이 인용되어 부인과 의학에서 중요한 학술적 내용이 수록되어 있다.

장개빈은 온보학파(溫補學派)의 대표인물이다. 화의 근원을 도와 음의 그늘을 없애고, 수의 주체를 강화하여 양의 빛을 제압한다[29]고 한다. 사람의 생기는 양이 주가 되는데, 양은 얻기는 어렵고 잃기는 쉬우며, 한번 잃으면 회복하기 어려우니 온보하는 것이 양생과 병을 고치는 데 중요

---

29) 益火之源, 以消陰翳. 壯水之主, 以制陽光

하다. 울화, 화병으로 보는 화증(火證)과 치매와 유사한 증세가 이 책에서 처음 언급되었다.

조선 후기의 방약합편, 청강의감 등에 이 책의 내용이 많이 인용되었다.

맛은 맵고 기는 약간 따뜻하며 양에 속한다. 오르거나 내리게 한다. 그 성질이 따뜻하기 때문에 음을 억제하고 양을 도우며, 상화를 더하고 돕는데 능하다. 그 기운이 맵기 때문에 하늘과 통하고 땅을 뚫는다. 모든 기운을 조달함에 능하다. 곽란전근을 제거하고 음식을 넘기지 못하고 설사를 하는 증상을 조화롭게 하며, 토할 것같은 증상, 구역질과 토함, 호흡곤란을 조절하고 배가 부풀고 가득 차서 아픈 통증을 멈춘다. 징벽을 깨뜨리고 한담을 고치며 비위를 화한다. 귀주와 악기 및 풍습의 골근마비, 피부의 가려움증, 기가 뭉치는 것을 물리친다.	味辛, 氣微溫, 陽也, 可升可降. 其性煖, 故能抑陰助陽, 扶補相火. 其氣辛, 故能通天徹地, 條達諸氣. 除轉筋霍亂, 和噤口瀉痢, 調嘔逆胃翻喘急, 止心腹脹滿疼痛. 破癥癖, 療寒痰, 和脾胃. 逐鬼疰, 惡氣, 及風濕骨節麻痺, 皮膚瘙癢, 結氣.

사실 이시진은 모든 문헌을 모아 잘 정리하였지만 침향의 효능을 정확히 설명한 사람은 장개빈이다. 번잡한 침향의 종류에 대한 언급은 일절 없고 오직 효능과 과정만을 설명하였다. 침향의 따뜻한 성질과 매운 기운으로 많은 병을 고치는 이유를 설명한다.

본초경소, '침향의 기는 향기롭다'
무희옹(繆希雍, 1546?~1627? 명나라)
본초경소(本草經疏, 1625)

금단현지(金壇縣志)에 무희옹은 자가 중순(仲淳)으로, 기황술(岐黃術)

에 뛰어났다. 기황술은 기백과 황제의 기술이란 말로, 의술을 뜻한다. 다른 해석이 있으면 한결같이 이치에 입각하여 판단하고, 신농의 도경을 탐구하여 약물의 성미가 그렇게 되는 이유를 분석하니 탁월한 효험을 보았다.

소주부지(蘇州府志)에 무희옹은 의술이 정묘했는데, 의경과 방서 중에 탐구하지 않은 것이 없었으며 특히 본초의 학문에 정통했다. 본경(本經)을 날실로 삼고 별록을 씨실로 삼아 본초경소, 본초단방 등의 책을 지으니, 헌기(軒岐)가 밝히지 않은 오묘한 이치를 드러내었다. 사람됨이 눈빛은 번갯불 같고 수염은 창날 같아 마치 우인(羽人)이나 검객(劍客)을 대하는 듯했고, 옛일의 잘잘못을 즐겨 논했으니, 참으로 출중한 인물이었다.

명사(明史) 방기전(方技傳)에 무희옹과 장개빈(張介賓, 1563～1640)은 동시대 사람으로, 장개빈이 법도를 지킨 반면, 무희옹은 변화에 상당히 능통했다. 장개빈이 따뜻한 성질의 약제로 보양하는 방식을 숭상한 반면, 무희옹은 찬 성질의 약제를 잘 사용하였다. 주국정(朱國楨, 1558～1632)의 용당소품(湧幢小品)에 신유년(1621)에 주국정이 가로막 부위에 병을 앓아 상초와 하초가 둘로 끊어진 것처럼 아프고, 중초(中焦)의 통증이 극심하여 견딜 수 없었는데, 무희옹이 와서 소자(蘇子) 5돈을 썼더니 통증이 그친 일을 기록하고 있다.

의적고(醫籍考)에 포사정(浦士貞)이 말하기를, 무희옹은 경전 한 구절에 대해 주석 한 구절을 붙이고 문장이 유창하지만, 탁견은 적기 때문에 세상에서 존중받지 못하였다.

광필기(廣筆記), 본초단방을 저술했으며, 신농본초경소(神農本草經疏)라고도 하며, 전 30권이다. 증류본초 중의 약물 490종에 주소(注疏)의 형식으로 분별해 내용을 가다듬고, 약효와 처방, 주의사항 등을 고증하였다.

침향의 기는 향기롭다. 본초경에 풍수독종을 치료한다고 하는 것은 풍독수종을 말하는 것이다. 수종이라는 것은 비가 습한 것이다. 비는 습을 꺼리고 조를 좋아하지만, 매운 향이 비에 들어가서 습을 조하면 수종은 스스로 소멸한다. 사악한 기가 사람에게 들어갈 때는 입과 코로 들어가며 또한 입과 코는 양명의 구멍이기 때문에 양명이 허하면 악기가 들어가기 쉽지만, 꽃같이 향기로운 청양의 기를 얻으면 악기는 제거되어 비위는 편안해진다. 침향은 냉기, 역기, 기울기결을 치료하는 특별히 중요한 약이다.

沈香, 氣芬芳芥, 本經 療風水毒腫者, 卽風毒水腫也. 水腫者, 脾濕也, 脾惡濕而喜燥, 辛香入脾而燥濕, 則水腫自消. 凡邪惡氣之中人, 必從口鼻而入, 口鼻爲陽明之竅, 陽明虛則惡氣易入, 得芬芳淸陽之氣, 則惡 氣除而脾胃安矣. 沈香治冷氣, 逆氣, 氣鬱氣結, 殊爲要藥.

약품화의, '장부를 온양한다'
가구여(賈九如 / 賈所學, 연도미상, 명나라)
약품화의(藥品化義, 1644)

명나라 때의 본초학서로 13권이다. 본초론, 군신좌사론, 약유진위론(藥有眞僞論) 등으로 162종의 약물을 팔법(八法)[30]에 분류하였다. 약품화의에 황기는 성질이 따뜻하여 양기를 강화하는데 꿀에 담갔다가 볶으면 온중(溫中)한 효과가 난다는 밀구법이 처음 나온다.

---

30) 가구여의 팔법: 體, 色, 氣, 味, 形, 性, 能, 力

침향은 순수한 양으로 올라간다. 본체는 무거워 가라앉는다. 맛은 매워 빨리 흐트리고 기운이 뛰어나 뻗기를 잘한다. 때문에 천지를 통관하는 효능이 있고 흉배, 사지의 모든 악창과 피부의 가려움을 치료한다. **또한 향은 장부를 온양하고 위기를 보하고 화한다.** 한습이 하부에 막혀 있는 경우에 서경의 좌로 사용하면 사기를 제거한다. 타박상인 경우 혈약의 좌로 사용하면 산어 통증을 완화한다. 괴이한 모든 병은 공염약의 좌로 사용하면 능히 기를 내리고 정신을 안정시킨다. 결국 경락이 소통되고 혈이 기를 따라 행하고 담이 기를 따라 전이해서 통양에 속한 것을 치유한다.

沈香, 純陽而升, 體重而沈, 味辛走散, 氣雄橫行, 故有通天徹地之功, 治胸背四肢諸癰及皮膚作癢. **且香能溫養藏府, 保和衛氣.** 若寒濕滯於下部, 以此佐舒經藥, 善驅逐邪氣; 若跌撲損傷, 以此佐和血藥, 能散瘀定痛. 若怪異諸病, 以此佐攻炎藥, 能降氣安神. 總之, 疏通經絡, 血隨氣行, 痰隨氣轉, 凡屬痛癢, 無不悉癒.

본초신편, '신장을 따뜻하게 하고 심장을 통하게 한다'
진사택(陳士鐸, 1627?~1707?, 청나라)
본초신편(本草新編, 1687)

자는 경지(敬之)이고 호는 원공(遠公)이며 별호는 주화자(朱華子), 연공(蓮公)이라 불렀다.

침향은 신장을 따뜻하게 하고 심장을 통하게 한다. 황련, 육계 또한 심신에 작용하지만 침향을 쓰면 노력과 시간이 절약된다. 왜냐하면 **침향은 한 가지 약으로 양쪽을 모두 치료할 수 있기 때문이다.** 심신에 다 작용하게 하려면 본품 1돈을 초하여 쓰면 된다. 물로 갈 필요 없이 썰어서 가루내 개어서 심신의 보약 속에 넣고 함께 복용하면 된다.

沈香, **溫腎而又通心.** 用黃連肉桂以交心腎者, 不若用沈香更爲省事, **一藥而兩用之也.** 但用之以交心賢, 須用之一錢爲妙, 不必水磨, 切片爲末, 調入於心腎補藥中同服可也.

본경봉원, '침향의 기는 변화하여 모든 물결에 좋다'
장로(張璐, 1617-1700, 청나라)
본경봉원(本經逢原, 1695)

장로의 자는 옥로(路玉), 호는 석완(石頑)이며 오강(吳江) 출신이다. 역대 방론(方論)을 모아 편집하여 책으로 엮었는데, 전해지는 학설 중에 조금이라도 난해한 문장이 있으면 삭제하고 채록하지 않았다. 문장이 매끄럽지 않은 부분이 있으면 윤색하고 풀이하여 책의 의미를 밝히는 것에 치중했다.

모두 4권으로, 신농본초경을 위주로 하고, 추가로 의미를 밝히고 여러 학자의 치료법을 추가하였다. 분류와 순서는 모두 이시진의 본초강목을 준수했다.

오현지(吳縣志)의 장로는 자가 노옥(路玉)으로, 오현의 명의이다. 병자의 허실을 제대로 살펴 생사를 판단할 수 있었다. 저서로 상한대성(傷寒大成), 진종삼매(診宗三昧), 의통(醫通), 연의(衍義) 여러 책이 판각되어 세상에 유통되었다.

직접 쓴 서문에 "이시진이 고금의 의학서적을 넓게 합쳤으나 근본을 버리고 말단을 따른 측면이 있다. 본경의 주효한 치료를 첫머리에 두어 존양(存羊)의 의미로 삼았다. 무중순이 경전의 의미를 파고들어 여러 학자의 수준을 훌쩍 넘었으나, 은미하여 밝히기 어려운 부분에는 별록 등의 설명을 이리저리 인용하여 경전의 의미를 통하게 했으니 시비가 뒤섞였다는 점을 피할 수 없다. 이시진의 책은 고찰, 정정을 주로 하였고, 무희옹의 책은 넓게 분변하기를 자못 좋아하였으며, 나의 책은 오직 약물의 성미를 밝히는 것을 위주로 하였다. 공로와 과오를 분별하여 약을 처방하는 자로 하여금 쉽게 이해하게 하였다." 하였다.

침수향은 전적으로 기화하기 때문에 몸 안의 기운이 울결하여 펴지지 못할 때 본품을 쓰면 좋다. 따뜻하면서 건조하지 않고 움직이면서 새어 나가지 않게 하고 비를 도와 신으로 이르고 화로 되돌아오게 한다.

沈水香專於化氣, 諸氣鬱結不伸者宜之. 溫而不燥, 行而不泄, 扶脾達腎, 攝火歸原.

대장허비, 소변기림 및 담연혈이 비에 나가는 것을 다스리는 중요한 약이다. 대개 심복졸통, 곽란중악, 기역서급한 것은 모두 본품을 술로 갈아서 복용하면 좋다. 명문정냉을 보양하는 데에는 환제로 복용하는 것이 좋다.

主大腸虛秘, 小便氣淋, 及痰涎血出於脾者, 為之要藥. 凡心腹卒痛, 霍亂中惡, 氣逆喘急者, 並宜酒磨服之外命門精冷, 宜入丸劑.

곽향, 향부와 함께 사용하면 여러 가지 허열을 치료한다. 정향, 육계와 함께 사용하면 위허구역을 치료한다. 자소, 백두구와 함께 사용하면 위냉구토를 치료한다. 인삼과 함께 사용하면 심신의 부족을 치료한다. 천초, 육계와 함께 사용하면 명문화쇠를 치료한다. 광목향, 향부와 함께 사용하면 소변을 억지로 참고 방사를 치르거나, 소변을 과도하게 참은 탓으로 임신폐요에 이른 증상을 치료한다. 육종, 마인과 함께 사용하면 대장허비를 치료한다. 옛 사람이 사마음, 침향화기환, 곤담환에 본품을 쓰는 것은 강세하는 효능이 있기 때문이다.

同藿香, 香附, 治諸虛寒熱. 同丁香, 肉桂, 治胃虛呃逆. 同紫蘇, 白豆蔻, 治胃冷嘔吐, 同茯苓, 人參, 治心神不足; 同川椒, 肉桂, 治命門火衰. 同廣木香, 香附, 治強忍入房, 或過忍尿, 以致胞轉不通. 同蓯蓉, 麻仁, 治大腸虛秘. 昔人四磨飲, 沈香化氣丸, 滾痰丸用之, 取其降泄也.

침향강기산에 본품을 사용하는 것은 산결, 도기하기 때문이다. 흑석환에 본품을 사용하는 것은 이 약이 납기하여 제자리로 돌아가게 하는 효능을 취한 것이다. 다만, 많이 내리고 적게 올리기 때문에, 장기 복용하면 실기무도, 면황소식증상이 나타나고 허증이 생긴다.

沈香降氣散用之, 取其散結導氣也. 黑錫丸用之, 取其納氣歸元也. 但多降少升, 久服每致, 矢氣無度, 面黃少食, 虛證百出矣.

본초술, '침향에는 목향, 정향, 단향의 장점이 모두 있다'
유약금(劉若金, 연도미상, 청나라)
본초술(本草述, 1700)

청나라 유약금이 편찬한 본초학서로, 전 32권이다. 본초강목(本草綱目)의 분류 순서에 따라 691종의 약물을 편집하여 수(水), 화(火), 토(土), 금(金) 등 30부로 나누었다. 약물마다 여러 학설을 정선하고 터무니없는 말(浮詞)과 미신 부분을 삭제하였다.

> 모든 향 중에 목이 막힌 기운을 조절하고 정향이 차가운 기운을 고치고 단향이 상초의 기운을 올리는 효능은 침향의 효능을 따르지 못한다. 모든 기운을 기르고 위기를 보하고 화하며 진기를 내리는 효능이 있다. 목향은 체기를 통하는 효능이 있고 침향은 기가 막히고 뭉치는 것에 유효하여 작용이 다르다. 정향은 체기를 오르내리지만, 침향은 진기를 오르내리기 때문에 작용이 다르다. 정향은 찬 기운을 없애고 식욕을 돋우지만, 침향은 중초를 조절하고 냉기를 멈추므로 작용이 다르다. 단향은 청양한 기운을 올리지만, 침향은 수화를 올리고 내리므로 작용이 다르다.

> 按諸香如木香之專調滯氣, 丁香之專療寒氣, 檀香之昇理上焦氣, 皆不得如沈香之功能, 言其養諸氣, 保和衛氣, 降眞氣也. 木香能疏導滯氣, 而沈之宜於氣鬱氣結者, 則有不同. 木香能昇降潘氣, 而沈之能昇降員氣者, 則有不同; 丁香能祛寒開胃, 而沈之調中止冷者, 則有不同. 檀香能昇發淸陽, 而沈之昇降水火者, 則有不同.

목향, 정향, 단향, 침향의 차이를 논하면서 침향의 장점을 강조하였다.

향은 바람이다. 향은 뇌로 기운이 간다. 향은 피부에 발산하는 작용이 있다. 향의 수많은 약재들은 제각기의 바람이다. 태풍과 같은 바람도 있고, 산들바람도 있다. 이러한 향을 적절히 분류해서 사용한다면 바람을 자유자재로 부리는 것과 같다.

침향을 향의 다이아몬드, 향의 제왕이라고 할 수 있는 근거가 모든 향들의 장점을 구비했기 때문이다. 세계 3대향을 사향, 용연향, 침향으로 보는데 이 중 유일한 식물성 향이 침향이다.

본초종신, '기운을 조절하고 신장을 따뜻하게 한다'
오의락(吳儀洛, 1704~1766, 청나라)
본초종신(本草從新, 1757)

오의락의 자는 준정(遵程)으로 해염(海鹽) 출신이다. 직접 쓴 서문에 "옛날부터 본초를 주해한 자들은 옛 경전 이하로 대대로 증보, 정정했는데 이시진의 본초강목이 그 내용을 집대성하였다. 증거와 근거가 해박하니 참으로 이아, 시소의 결점을 보충하기에 충분하지만, 의학의 용도로 사용하려면 조금 번잡한 것이 문제이다. 이어 무희옹의 신농본초경소가 있었는데, 약성의 공능을 드러냈을 뿐만 아니라 우열을 말하였다. 그 가운데 의미를 밝힌 부분이 많으니 서창의 유가언이 적지 않게 특이하다는 평가를 하였다. 마지막으로 신안 사람 왕왕이 이 두 책을 조술하여 본초비요를 저술했는데, 분량이 많지 않고 채집한 것이 매우 넓으니 근년에 인구에 회자되는 책이 되는 것은 당연하다. 다만 아쉬운 점은 그는 본래 의학가가 아니기 때문에 증상을 보지 못한 채 이전 학자의 설명을 전적으로 믿고는 이것저것 여러 주장을 채택하여 옳게 절충한 바가 없으니 오류를 답습한 잘못을 피할 수는 없다. 나는 고루함을 헤아리지 않고 그 책을 취하여 거듭 정정했으니, 그의 설명을 그대로 따른 것이 반이고 증보, 수정한 것이 반이다."고 쓰여 있다.

본초종신은 본초종신의 목부에 관한 연구[31]가 있어 누구나 볼 수 있게 되었다.

침향은 기운을 조절하며 무겁고 신장을 따뜻하게 한다.

맵고 쓰며 성질은 따뜻하다. 나무는 다 물위로 뜨는데 침향만은 가라앉으므로 하기하면서 담연을 가라앉힌다. 분노하면 기가 올라가는데 평간할 수 있고 기를 내린다. 내리게 할 수도 있고 또한 올라가게 할 수도 있으므로 모든 기를 다스리고 중을 고르게 할 수 있다. 동원은 '올라가면 하늘에 이르고, 내려가면 샘에 도달하니, 사용하고 부리는 것에 가장 적합하다'고 하였다.

이것의 색은 검고, 체는 양이므로, 우신명문에 들어가서 정을 따뜻하게 하고 양을 도와준다. 기의 운행이 온중하여서 심복동통, 금구독리, 징벽사악, 냉풍마비, 기리, 기림, 기부수종, 대장허폐를 치료한다. 기허하함, 음휴화왕의 경우에는 절대로 입에도 적시지 말아야 한다.

검은색이고 물에 가라앉고, 기름이 숙성된 것이 좋다. 향이 단 것은 성질이 평하고, 매운 것은 열하다. 자고반은 황침이라고 부르며, 쇠뿔 같은 흑색이면 흑침이라 하며, 씹으면 부드럽고 깎으면 말리는 것을 황랍침이라고 하는데 구하기가 무척 어렵다. 반쯤 가라앉는 것을 전향이라고 한다. 잔향은 사용하지 말아야 한다. 계골향은 비록 가라앉지만 속이 빈 것인데, 아울러 사용할 수 없다. 가라앉지 않는 것은 황숙향이 된다. 탕제에 넣을 경우에는 즙을 갈아서 충복(沖服: 물이나 술에 타서 복용)한다.

沈香宣調氣重暖腎.

苦性溫. 諸木皆浮, 而沈香獨沈, 故能下氣而墮痰涎. 怒則氣上, 能平肝下氣. 能降亦能升, 故能理諸氣而調中. 東垣曰, 上至天, 下之泉, 用與使, 最相宜.

其色黑體陽, 故能入右腎命門, 暖精助陽. 行氣溫中, 治心腹疼痛, 噤口毒痢, 癥癖邪惡, 冷風麻痹, 氣痢, 氣淋, 肌膚水腫, 大腸虛閉. 氣虛下陷, 陰虧火旺者, 切勿沾脣.

色黑沈水油熟者良. 香甛者性平, 辛辣者性熱. 鷓鴣班者名黃沈, 如牛角黑者名黑沈, 咀之輭削之卷者名黃蠟沈, 甚難得. 半沈者爲煎香. 機香物用雞骨香雖沈, 而心空並不堪用. 不沈者, 爲黃熟香. 入湯劑磨汁沖服.

31) 김달영, 본초종신의 목부에 관한 연구, 2010년, 대구한의대학교 대학원

본초강목습유, '가남향, 기결, 비침향을 구분하다'
조학민(趙學敏, 연도미상, 청나라)
본초강목습유(本草綱目拾遺, 1765)

조학민은 청나라의 의학자로, 전국 각지를 돌아다니며 치료하는 유의(儒醫)이자 방울의사인 영의(鈴醫)로, 치료 경험방을 다량으로 수집하여 23살의 젊은 나이에 첫 책인 관아내외편(串雅內外編)을 저술하였다.

본초강목 뒤에 붙는 습유(拾遺)란, 선배나 스승의 기존 저작을 처음부터 끝까지 읽고나서 빠진 부분이나 잘못된 내용을 바로잡고, 자기 스스로 연구한 부분을 추가하여 미완성인 것 같은 부분을 완성시키는 형태를 말한다.

조학민은 서문에 "이시진은 여러 서적을 수집하여 백대를 망라하였으며, 각종 문헌을 고찰하고 연구하기를 제자백가의 글과 역사책에서부터 민간에서 전해져 오는 내용에 이르기까지 하여 모두 상세하게 채록해서 독자적인 내용을 이루었고, 그 당시에 시간과 노력과 비용을 아끼지 않고 천하의 의원들을 초빙하고 치료법을 알고 있는 사람들에게 두루 물었다."라고 소회를 밝히며, "머나먼 외진 땅에서 생산되는 약재를 다 수집하였고, 험하고 가파른 산기슭에 피는 화초(花草)까지 찾아내었다. 계신 잡지(癸辛雜識)에 실려 있던 압불로(押不蘆, 맨드레이크)와 철경록(輟耕錄)에 실려 있던 목내이(木乃伊, 미이라) 같은 것도 수록해 놓았는데, 또 무슨 빠뜨린 것이 있기에 보충할 것이 있단 말인가"라고 했다. 오로지 이시진이 빠뜨린 것만을 수습하여 만들었다고 하였다[32].

가남향(伽俑香)

지금 민간에서는 기남(奇楠)이라고 한다. 본초승아(本草乘雅)에서는 기남잔, 향잔, 목속향이라 하였으며, 광동 지역 사람들도 기남을 잔이라 하였는데, 이름은 같지만 향이 다르다. 월해향어(粤海香語)에서는 "가남은 바다 섬에 있는 여러 산에서 섞여 난다. 향목의 가지에 구멍이 나거나 나무는 선 채로 말라죽었지만 뿌리는 살아 있는 것은 기와 성질이 모두 따뜻하므로 큰개미가 구멍을 뚫어 놓은 것이다. 큰개미가 석밀을 먹고 그 구멍 속에 남겨 둔 것이 세월이 오래되어 점점 스며들면 나무가 석밀의 기운을 많이 받게 되는데, 이것이 응결되어 단단하게 굳어 반질반질해지면 가남이 만들어 진다. 향나무가 말라 죽지 않아 석밀의 기운이 오래되지 않은 것을 생결이라 하는데, 상등품이다. 나무는 죽었지만 뿌리는 살아 있고 석밀의 기운이 마른 뿌리에서 기름이 되어 엿 조각처럼 반질반질한 것을 당결이라 하는데, 품질은 그 다음이다. 세월이 오래 지나지 않아 목밀의 기운이 풀리지 않아 목성이 많으면서 향미가 적은 것을 호반금사결이라 하는데, 또 그다음이다. 색이 오리의 대가리처럼 푸른 것을 녹결이라 하고, 손으로 집으면 자국이 나다가 놓으면 자국이 아물며, 누르면 둥글게 만들 수 있고 바닥에 놓으면 그대로 네모나게 되며, 자르면 고운 가루가 나와 둥글게 뭉칠 수 있는 것을 유결이라고도 하는데, 최상품으로 친다.

今俗作奇楠, 乘雅作奇南棧 · 香棧 · 木速香名, 而廣人亦呼奇南爲棧, 名同而香異也. 粤海香語 伽俑雜出海上諸山. 凡香木之枝柯竅露者, 木立死而本存者, 氣性皆溫, 故爲大蟻所穴. 大蟻所食石蜜遺漬其中, 歲久漸浸, 木受石蜜氣多, 凝而堅潤, 則成伽俑. 其香木未死, 蜜氣未老者, 謂之生結, 上也; 木死本存, 蜜氣膏於枯根, 潤若餳片者, 謂之糖結, 次也; 歲月旣淺, 木蜜之氣未融, 木性多而香味少, 謂之虎斑金絲結, 又次也; 其色如鴨頭綠者, 名綠結, 搯之痕生, 釋之痕合, 按之可圓, 放之仍方, 鋸則細屑成團, 又名油結, 上之上也.

---

32) 專爲拾李氏之遺而作

가남은 본래 침향과 같은 종류이지만 음과 양으로 나뉜다. 혹자는 '침향은 암컷으로, 맛이 쓰면서 성질이 매끄러우며, 향을 함축하고 있어서 불에 태우면 향이 더욱 강렬해지며, 음이 체가 되고 양이 용이 된다. 가남은 수컷으로, 맛이 매우면서 달콤한 냄새가 나고 그 향은 발산하지만 대소변을 나오지 않게 하는 성질이며, 양이 체이고 음이 용이다.'라고도 한다. 그렇지만 서양의 가남향을 으뜸으로 여긴다. 점성(占城, 크메르)에서 나는 것은 가르면 향기가 매우 가볍고 미미하지만 오래되어도 사라지지 않으며, 경도에서 나는 것은 토가남이라 하고 모양이 기름이 흐르는 듯하며, 가르면 향이 특히 강렬하지만 땀이 떨어지면 몇 개월 만에 사라지니, 반드시 맑은 샘물로 손을 씻고 소합유와 섞거나 혹은 사탕수수 속에 저장해 둔 다음 백악(白蕚 옥잠화) 잎으로 덮어서 땅속에 몇 달 동안 매장하면서 낮에는 잠깐 햇볕에 말린 이후에야 향의 혼이 회복된다. 점성에서 나는 것은 향이 고정되어 항상 나지만 경도에서 나는 것은 향이 유동적이어서 쉽게 흩어진다. 고정된 것은 향기로 신을 운행하고, 유동적인 것은 향기로 기를 다룬다. 저장할 경우 주석으로 상자를 만들고 속에 판자 하나를 사이에 끼우고 구멍을 많이 뚫어 놓으면 석밀이 그 아래에 있고 가남이 그 위에 있는데, 불에 훈증하여 반질반질하게 만든다. 또한 가남향을 제단에 바치면 다른 향은 향기가 나지 않는다. 그 본래 향이 혼을 떠났을 때는 티끌만 내리더라도 원래대로 복원되니, 정이 많으면서 기운이 강하기 때문이다. 평상시에는 물에 적시지 않게 하거나 마르게 하지 말아야 하는데, 바람이 불면서 눅눅한 곳에 저장해 두어야지 그렇지 않으면 향기가 흩어져 버린다."라고 하였다.

伽俑本與沈香同類, 而分陰陽. 或謂沈牝也, 味苦而性利, 其香含藏, 燒乃芳烈, 陰體陽用也; 伽俑牡也, 味辛而氣甜, 其香勃發, 而性能閉二便, 陽體陰用也. 然以洋伽俑爲上. 產占城者, 剖之香甚輕微, 然久而不減; 產瓊者名土伽俑, 狀如油速, 剖之香特酷烈, 然手汗沾濡, 數月卽減, 必須濯以清泉, 膏以蘇合油, 或以甘蔗心藏之, 以白蕚葉苴之, 瘞土數月, 日中稍曝之, 而後香魂乃復也. 占城者靜而常存, 瓊者動而易散. 靜者香以神行, 動者香以氣使也. 藏者以錫爲匣, 中爲一槅而多竅, 蜜其下, 伽俑其上, 使薰炙以爲滋潤. 又以伽俑末養之, 他香末則不香. 以其本香返其魂, 雖微塵許, 而其元可復, 其精多而氣厚故也. 尋常時勿使見水, 勿使見燥, 風徽濕土則藏之, 否則香氣耗散.

본초승아(本草乘雅)에서는 "기남은 침향과 같은 종류인데, 맺히는 나무에 따라 암수로 구분되어, 음양, 형질, 취미, 정성에 각각 차이가 있다. 침향을 이루는 나무는 암컷이고 음이므로, 맛이 쓰고 강렬하며 통리시키는 성질이 있고, 속에 냄새를 머금고 있어서 불에 태우면 냄새가 더욱 심하고, 음이 체가 되고 양이 용이 되며, 정을 간직하여 자주 일어난다. 기남을 이루는 나무는 수컷이고 양이므로 맛이 맵고 냄새가 확 풍겨지며, 금지하는 성질이 있어서 대소변을 나오지 않게 하며, 양이 체가 되고 음이 용이 되며, 겉을 보호해서 단단하게 한다. 게다가 황잔의 품질로 등분을 매기면 4가지이고, 모양을 이루는 것으로는 42가지로 같아서 침향과 같다. 침향은 42가지 품질과 등급이 있다. 다만 암컷인 침향이 대부분이고 수컷인 기남이 적어 기남만 세상에서 가장 진귀한 것으로 여기는데, 바로 황잔2등품이니, 역시 이러한 것으로 품질의 고하를 논한다.

本草乘雅云, 奇南與沈同類, 因樹分牝牡, 則陰陽形質臭味情性各各差別. 其成沈之本爲牝爲陰, 故味苦厚, 性通利, 臭含藏, 燃之臭轉勝, 陰體而陽用, 藏精而起亟也. 成南之本爲牡爲陽, 故味辛辣, 臭顯發, 性禁止, 能閉二便, 陽體而陰用, 衛外而爲固也, 至若等分黃棧品成四, 結狀肖四十有二則一矣. 沈香有四十二品. 第牝多而牡少, 獨奇南世稱至貴, 卽黃棧二等, 亦得因之以論高下.

침향은 본래 누렇게 익은 듯한 황색을 띠는데, 본래 뿌리가 얕게 들어간 부분은 종려나무 색이면서 투명하고, 표면의 색은 옅으면서 속은 희고, 냄새가 쉽게 흩어진다. 기남은 본래 누렇게 익은 듯한 황색을 띠며, 종려나무 색처럼 투명하지 않을뿐더러 속은 노랗고 깊게 패였으며 더욱 익은 듯한 색이 더해지고, 멀수록 향이 더 강렬하며, 불에 태우면 향이 열흘 정도 가는데, 오히려 향기가 엄습하여 지나가기 어려울 정도이다. 잔은 바로 기남이니, 무거운 것은 금사이다. 숙결, 생결, 충루, 탈락의 4가지 품등을 통틀어 기남의 결이라 하지만 이 4가지 품등 가운데 또다시 유결, 당결, 밀결, 녹결, 금사결로 구분한 뒤 생, 숙, 루, 락을 적용해 질서 정연하게 등급을 나누었다. 대체로 침향은 질감을 중요하게 여기므로 통째 향으로

沈本黃熟, 固坎端椶透, 淺而材白, 臭亦易散. 奇本黃熟, 不唯椶透, 而黃質邃理, 猶加熟色, 遠勝生香, 爇炙經旬, 尙襲襲難過也. 棧卽奇南, 渡重者曰金絲. 其熟結·生結·蟲漏·脫落四品, 雖統稱奇南結, 而四品之中, 又有分別, 油結·糖結·蜜結·綠結·金絲結, 爲生爲熟, 爲漏爲落, 井然成秩耳. 大都沈香所重在質, 故通體作香, 入水便沈. 奇南雖結同四品, 不唯味

쓰므로 물에 넣으면 가라앉는다. 기남은 비록 결은 4가지 품등으로 같더라도 맛이 매우 매울 뿐만 아니라 혀에 닿으면 혀가 마비되는 감이 있어, 네 가지 결 가운데 매번 반드시 목기를 포함하고 있으며 유결, 당결, 밀결, 녹결, 금사결이라고 하는 것도 색이 생성되는 방식이 전혀 다르다.

極辛辣, 着舌便木, 顧四結之中, 每必抱木, 曰油曰糖曰蜜曰綠曰金絲, 色相生成, 迹逈別也.

기남은 본초에 실려 있지 않아서 후세 사람들이 고작 방중에 사용하거나, 옷에 차고 다니거나 허리에 두르고 다니거나 손에 지니고 다니는 용도로 썼으며, 그 기미와 냄새를 가지고 활용하는 경우는 오히려 드물었으며, 그 모양과 맛을 사용한 것은 더욱 특이한 경우였다. 침향은 그 약효가 멎은 것을 운행시키므로 용이 되고, 기남은 약효가 운행시키는 것을 멎게 하니 체가 된다. 체 속에 용이 들어 있고, 용 속에 체가 갖추어졌으며, 암수와 음양이 번갈아 드러나니, 선후를 묵묵히 알 수 있다.”라고 하였다.

奇南一品, 本草失載, 後人僅施房術, 及佩圍繫握之供, 取氣臭尙爾希奇, 用其形味, 想更特異. 沈以力行行止爲用, 奇以力行止行爲體. 體中設用, 用中具體, 牝牡陰陽互呈, 先後可默會矣.

환유필기(宦游筆記)에서는 “가남은 기남(琪【王+南】)이라고도 하는데, 월 동쪽 바다 가운에 위치한 여러 산에서 난다. 이것은 바로 침향목 가운데 좋은 것으로, 황랍침이다. 향목의 가지에 구멍이 생기면 큰개미가 그 구멍을 뚫고 들어가 집을 짓는데, 큰 개미는 석밀을 먹고 산다. 이로 인해 밖에 나갔다 집으로 돌아오면 집에 석밀의 향이 남게 되는데, 시간이 오래되어 스며들면 향목은 석밀의 기운을 받아 응결되면서 단단해지고 반질반질해지면서 향이 가남향이 이루어진다. 향이 이루어지면 나무는 점차 썩어 들어가고 그 곁에 있는 초목들도 모두 말라 시든다. 생결은 붉으면서 단단하고, 당결은 검으면서 무르다. 경초에도 토가이 생기는데, 흰 바탕에 검은 점이 있다. 지금 남해 지역 사람들은 깊은 산속에서 침

宦游筆記 伽㑲一作琪【王+南】, 出粵東海上諸山, 卽沈香木之佳者, 黃蠟沈也. 香木枝柯竅露, 大蟻穴其竅, 蟻食石蜜, 歸而遺香其中, 歲久漸漬, 木受蜜氣, 結而堅潤, 則香成矣. 香成則木漸壞, 其旁草樹咸枯. 有生結者, 紅而堅; 糖結者, 黑而軟. 瓊草亦有土伽㑲, 白質黑點. 今南海人取沈速 · 伽㑲於深山中, 見有蟻封高二三尺, 隨挖之, 則其下必有異香. 南中香品不下

속과 가남을 채취하는데, 높이가 2-3자 되는 개미둑을 보고 이내 개미둑 아래쪽을 파보면 반드시 특이한 향이 있다. 남쪽 지역에는 수백 종 이상의 향이 있지만 여러 가지 향들은 대부분 선천적으로 말리는 성질이 있는데다 냄새가 강렬하여 오랫동안 그 향기를 쐬면 머리털이 새고 혈이 마르게 된다. 그렇지만 가남향만은 기가 온화하고 부드러우며 성질이 사람에게 더욱 유익하다."라고 하였다. 동서양고(東西洋考)에서는 "교지에서 나는 기남은 손톱으로 찌르면 손톱이 푹 들어가고, 손톱을 빼내면 향에 난 자국이 도로 회복된다. 기남향유라는 것도 있는데, 진품은 구하기 어렵다. 지금 사람들은 기남향을 작게 쪼개서 기름 속에 담갔다가 밀랍과 함께 볶아서 만드는데, 향기가 미미하니, 이것은 가짜다."라고 하였다.

數百種, 然諸香賦性多燥烈, 薰燒日久, 能令人髮白血枯, 惟伽㑨香氣溫細, 性甚益人. 其品有綠結·油糖·蜜結·金絲虎斑等, 鋸之其屑成團, 舶來者佳. 東西洋考 交趾産奇南, 以手爪刺之能入爪, 旣出, 香痕復合. 又有奇楠香油, 眞者難得. 今人以奇楠香碎片漬油中, 蠟熬之而成, 微有香氣, 此僞品也.

그렇지만, 범석호의 계해향지(桂海香志)에는 유독 이에 대한 언급을 하지 않았으니, 진귀한 보물 가운데에서 한마디도 언급할 가치가 없는 하찮은 것으로 여긴 것이 아니겠는가. 그렇지만 품질이 좋은 것은 근래에도 구하기가 어렵다. 진양의 해외일설(海外逸說)에 "가남은 침향과 함께 나는데, 침향은 질감이 단단하고 새기거나 깎으면 마치 칼로 대나무를 긁어낸 듯하며, 가남은 질감이 무르므로 손가락으로 긁으면 송곳으로 모래에 그림을 그린 듯하고, 맛은 매우면서 기름기가 있고 씹으면 치아에 달라붙으며, 위로 올라가는 기운을 지니므로 노인들이 차고 다니면 소변이 적게 나오도록 한다. 상등품을 앵가록이라 하는데, 앵무새의 털과 같은 색이고 구하기 가장 어려우며, 그다음은 난화라 하는데, 색이 옅은 녹색이면서 검다. 또 그다음은 금사결이라 하는데, 옅은 황색이고, 다시 또 그다음은 당결이라 하는데, 노란색이다. 하등품은 철결이라 하는데, 색이 검으면

而范石湖桂海香志獨不載及, 詎不使寶鴨金猊之間, 少一韻事乎! 但佳者近亦難得. 陳讓《海外逸說》伽㑨與沈香並生, 沈香質堅, 彫剔之如刀刮竹; 伽㑨質軟, 指刻之如錐畫沙, 味辣有脂, 嚼之粘牙, 其氣上升, 故老人佩之, 少便溺焉. 上者曰鶯歌綠, 色如鶯毛, 最爲難得; 次曰蘭花結, 色微綠而黑; 又次曰金絲結, 色微黃; 再次曰糖結, 黃色者是也; 下曰鐵結, 色黑而微堅. 皆各有膏膩, 匠人以雞刺木·雞骨香及速香·雲頭香之類, 澤以伽㑨之液

서 약간 단단하다. 모두 각각 기름기가 있으므로 장인이 계자목이나 계골향 또는 속향이나 운두향 같은 것을 가남의 진액을 머금은 가루에 넣어 가짜를 만들어 충당한다."라고 하였다.

屑僞充之.

물리소식(物理小識)에 "기남은 침향은 같은 종류로, 본래 음양으로 구분된다. 침향은 암컷으로, 맛이 쓰고 성질이 매끄럽다. 속에 향을 머금고 있어서 불에 태우면 더욱 향이 강렬해지며, 음을 체로 삼고 양을 용으로 삼는다. 기남은 수컷으로, 맛이 매워 혀에 닿자마자 혀가 얼얼해지고, 향이 갑자기 풍겨 나오며 대소변을 나오지 않게 하는 성질을 지니고, 양을 체로 삼고 음을 용으로 삼는다. 그 종류로는 녹결, 유당, 밀결, 금사호반등이 있는데, 톱으로 썰어서 나온 가루를 둥글게 뭉칠 수 있거나 상선이 가져온 것이 좋다."라고 하였다. 여괴증의 인서당필기(仁恕堂筆記)에 "간포채(柬埔寨 캄보디아)는 일본에 부속된 나라이다. 밤에는 규수(문장을 담당하는 하늘의 별)를 볼 수 없고, 사람들은 대부분 코끼리를 타고 다니며, 기남이 난다.

物理小識云, 奇南與沈同類, 自分陰陽. 沈牝也, 味苦性利, 其香含藏, 燒更芳烈, 陰體陽用也; 奇南牡也, 味辣沾舌麻木, 其香忽發, 而性能閉二便, 陽體陰用也. 黎媿曾仁恕堂筆記: 柬埔寨, 日本支國也. 夜中不睹奎宿, 國人多騎象, 産奇楠.

기남을 채취하는 방법: 사람들은 미리 희생을 잡아 기남의 유무를 은밀하게 점친 다음 빽빽한 삼림 속으로 들어가 나무 꼭대기에서 어린아이가 말하는 듯한 소리가 들리면 빠르게 나무에 몇 차례 도끼질을 하고서 되돌아오는데, 지체하다가는 귀신에게 두드려 맞는다. 해가 바뀌면 비로소 한 차례 가는데, 선상왕 및 삼마마로 읽는다. 저 나라의 정치를 전담하는 장군이다. 모시고 가 다시 한 번 나무를 씻어 내고 베어내서 상등품으로 보이는 것은 남겨두는데, 가격을 높이 쳐 준다. 그 다음 것은 하등품으로 따로 팔도록 한다."라고 하였다. 사포집문(査浦輯聞)에서는 "천 년 묵은 용수나무 위에서 가남향이 난다."라고 하였다.

其取奇楠之法: 國人先期割牲, 密禱卜有無, 走密林中, 聽樹頭有如小兒語者, 便急數斧而返, 遲則有鬼搏人. 隔年始一往, 取先上王及三【傌/衣】, 讀如馬. 彼國專政之將軍也. 重加洗剔, 視上者留之, 厚酬其值, 次者下者, 乃聽別售也. 査浦輯聞 榕樹千年者, 其上產伽㑲香.

김입부(金立夫)는 "성후가 월해 지역을 감독할 때, 가남을 진상하기 위해 해외 각 지역에서 구입해 올 것을 십삼양행에 명하였는데, 1년여 정도가 지났어도 결국 좋은 것을 얻지 못하였다."라고 하였다. 여기에 근거해 보면, 오직 옛날 기물 가운데 도리어 이른바 유라고 하는 것은 색이 푸르고 손가락으로 세게 집으면 자국이 났다가 놓으면 점점 원상태로 돌아가는 것으로, 지금 해외의 여러 산에서는 모두 구하기가 어렵다. 점성국에서 나며, 향기가 가볍고 미미하지만 오래되어도 사라지지 않고, 추운 겨울에는 향을 속에 갈무리하고 봄에 따뜻해지면 향을 발산하며, 고요한 성질이면서 항상 있는 것은 밀결인데, 냄새를 맡으면 달콤한 향이 나고 맛은 몹시 매우며 손 안에 놓으면 부드러우면서 몸체가 가벼운 것을 가장 최상등품으로 여기는데, 지금도 드물게 있다. 숙결, 생결, 충루, 탈락의 사결 가운데 매번 반드시 나무를 감싸고 있는 것을 유결, 당결, 밀결, 녹결, 금사결이라 한다. 생결은 붉으면서 단단하고, 당결은 검으면서 부드럽거나, 혹 노랑기도 검기도 하거나, 노란색과 검은색이 같이 있거나, 혹 검은 바탕에 흰 점이 있거나 하여 꽃색으로 생겨나니, 생성되는 방식이 크게 구별된다. 현재 월(광동)지역에서 나는 것은 동완현에서 나는 여아향과 서로 비슷한데, 담황색이고 나무가 부드러우면서 기름기가 없고, 질감은 거칠고 기가 약하며, 오래 저장해 두면 향이 나지 않아서 향이 나는 액체 가루에 넣어 놓지 않으면 안 되므로, 귀한 보물로 삼기에는 부족하다. 그것은 약에 넣어도 효력이 약하니, 잘 아는 자가 구별해야 한다. 맛이 맵고 수렴하는 성질이 있고, 몸에 차고 다니면 대소변이 잘 나오지 않게 하며, 비기를 굳건하게 하고 신기를 보호하는 것은 탕약에 넣어 쓰면 정을 굳건하게 하고 기를 견고하게 하므로 방술가들이 많이

金立夫言: 盛侯爲粤海監督時, 須上號伽倆入貢, 命十三洋行於外洋各處購求, 歲餘竟無佳者. 據云, 惟舊器物中, 還有所謂油結, 色綠, 掐之痕生, 釋之漸合者. 今海外諸山, 皆難得矣. 卽占城所產, 香氣輕微, 久而不減, 冬寒香藏, 春暖香發, 靜而常存者, 是蜜結, 嗅之香甜, 其味辛辣, 入手柔嫩而體輕, 爲上上品, 今時亦罕有. 其熟結‧生結‧蟲漏‧脫落四結之中, 每必抱木, 曰油‧曰糖‧曰蜜‧曰綠, 曰金絲, 其生結者, 紅而堅, 糖結者黑而軟, 或黃或黑, 或黃黑相兼, 或黑質白點, 花色相生, 成蹟迥別也. 現在粤中所產者, 與東莞縣產之女兒香相似, 色淡黃, 木嫩而無滋膩, 質粗鬆者, 氣味薄, 久藏不香, 非香液屑養不可, 不足寶貴, 其入藥功力亦薄, 識者辨之. 味辛性斂, 佩之縮二便, 固脾保腎, 入湯劑能閉精固氣, 故房術多用之, 不知氣脫必陷之症, 可以留魂駐魄也. 瀕湖綱目香木類三十五種, 質汗返魂, 尙搜奇必備, 而獨遺此何歟?

쓰는데, 기가 빠져나가 반드시 아래로 처지는 증상에 혼백을 빠져나가게 하지 않고 머물게 할 수 있는지는 모르겠다.

이시진의 본초강목에 있는 향목 35종 가운데 한을 멎게 하고 빠져나간 혼백을 다시 되돌리는 것이라면 오히려 기이한 약재를 찾아서 반드시 갖추어 놓았을 것인데, 이것만은 빠뜨렸으니, 어째서인가? 약성고(藥性考)에서는 "가남의 맛은 맵고, 기를 내리고 악기를 물리치고, 풍담이 막힌 증상과 귀신이나 고독이 달라붙은 증상을 치료하며, 구규를 소통시켜 정신이 깨어나게 하고, 풍사를 몰아낸다. 십향반혼단(十香返魂丹)에 쓰는 향이 나는 약으로는, 맛이 맵고 붉으면서 단단한 것이 좋고, 그다음의 검고 무른 것에서 호반금사(虎斑金絲)에 이르는 것은 모두 나무의 성질과 섞인 것으로 하등품이다."라고 하였다.

藥性考 伽㑒味辛, 下氣辟惡, 風痰閉塞, 精鬼蠱着, 通竅醒神, 邪風追卻. 十香返魂丹中, 配藥以香, 中帶辛辣, 紅堅者佳, 其次黑軟, 至虎斑金絲, 皆雜木性下品也.

氣結 기결

교지(交趾, 베트남), 진랍(眞臘, 캄보디아), 점성(占城, 베트남 중남부), 경해(瓊海, 중국 하이난성 동부) 등지에서 난다. 단두남은 "이것은 바로 가남향(伽㑒香)이 나는 나무의 가운데 부분의 빈 곳에서 응결된 것이다. 가남의 강렬한 향기가 스며든 데다 일과 우로의 정화가 모여서 응결되어 이루어졌으므로 기결이라 한다. 모양도 향괴와 비슷하나 부드럽고 윤기가 나며 푸석하고 기름지며, 아주 단단하지도 크지도 않다. 대체로 가남향이 바탕이 된다면 이것은 그 정기가 되니, 마치 하늘이 훈증된 유황의 기운이 맺혀서 생기는 황을 온천에서 만들어 내는 것과도 같다. 하지만 구하기가 상당히 어려워서 세상에 그렇게 많이 보이지 않는다."라고 하였다.

出交趾 · 眞臘 · 占城 · 瓊海等處. 單斗南云, 此乃伽㑒香樹中空腹內所結, 藉伽㑒芬烈之氣, 得日月雨露之精凝結而成, 故名氣結. 形亦同香塊, 而酥潤鬆膩, 不甚堅大. 約伽㑒得其質, 此得其魂. 亦如天生黃出湯泉, 爲硫氣熏結而成者, 然頗難得, 世不多見.

飛沈香 비침향

사포집문(査浦輯聞)에서는 "해남지역 사람들이 향을 채취할 때는, 밤에 향나무 숲 아래에서 야영을 하다가 그중에 빛이 나는 나무가 있는 것을 보았다면 즉시 그 나무를 도끼로 찍어서 표시해 두었다가 날이 밝을 때 곧바로 베어내면 반드시 좋은 향을 얻는다. 또는 어떤 나무에 있던 빛이 날아가 다른 나무와 교차하는 경우는 이것이 바로 암수가 서로 감응하는 것이니, 또한 도끼로 자국을 내어 표시해 두었다가 베어내면 비침을 얻는데, 효능과 쓰임이 더욱 뛰어나다."라고 하였다.

査浦輯聞 海南人採香, 夜宿香林下, 望某樹有光, 卽以斧斫之, 記其處, 曉乃伐取, 必得美香. 又見光從某樹飛交某樹, 乃雌雄相感, 亦斧痕記取之, 得飛沈香, 功用更大.

이 향은 음양의 기운을 조화시킬 수도 있고, 기를 올리기도 하고 내리기도 한다. 밖으로는 피부와 털에 도달하고, 안으로는 골수로 들어가므로 혈을 유익하게 하거나, 눈을 밝게 하거나, 경락을 살아나게 하거나, 힘줄을 펼쳐지게 한다.

此香能和陰陽二氣, 可升可降. 外達皮毛, 內入骨髓, 益血明目, 活絡舒筋.

방여지(方輿志)에서는 "여족들이 거주하는 오지산에서 나는데, 산은 경주에 있고, 그 산속에서 침향, 청계, 계골향, 마제향, 잔향이 나는데, 모두 하나의 나무이다. 그 나무는 참죽나무, 느티나무, 버드나무와 상당히 비슷하며, 잎은 귤잎과 비슷하며, 꽃은 희고, 열매는 빈랑열매와 같은데 크기는 상심만 하며, 교주 사람들은 밀향이라 한다. 채취하고자 할 때는 우선 오래된 뿌리를 자른 뒤 1년이 지나서 껍질과 줄기는 썩어 문드러졌으나 나무의 심과 가지의 마디가 썩지 않은 것이 바로 이 향이다. 검고 단단하며 물에 가라앉는 것이 침향이고, 가지가 가늘고 단단하며 실하여 문드러지지 않는 것이 청계향이고, 반은 가라앉고 반은 뜨는 것이 계골향이고, 말발굽과 같은 것이 마제향이고, 거친 것이 잔향이다."라고 하였다.

方輿志 生黎居五指山, 山在瓊州, 山中所産有沈香·靑桂香·雞骨香·馬蹄·棧香, 同是一本, 其本頗類椿及櫸柳, 葉似橘, 花白, 子若檳榔, 大如桑椹, 交州人謂之蜜香. 欲取者先斷其積年老根, 經歲皮幹朽爛, 而木心與枝節不壞者, 卽香也. 堅黑沈水者爲沈香, 細枝堅實不爛者爲靑桂, 半沈半浮者爲雞骨, 形如馬蹄者爲馬蹄, 粗者爲棧香.

본경속소, '침향은 정을 응결하고 기를 지킨다'
추주(鄒澍, 1790-1844, 청나라)
본경속소(本經續疏, 1832)

청나라 추주가 편찬한 본경소증(本經疏證)의 부록으로, 6권으로 이루어져 있다. 상한론(傷寒論), 금궤요략(金匱要略) 등의 의방(醫方) 중 약물 배오(配伍)의 이론을 분석하였고, 신농본초경(神農本草經)을 주소(注疏)하였다. 주소는 경전을 해석하여(注), 부연하고 해석을 추가하는(疏) 것을 의미한다.

기는 약간 따뜻하다. 풍수독으로 인한 종양을 치료하고, 나쁜 기를 없앤다.	沈香, 微溫. 療風水毒腫, 去惡氣.

풍수독종은 외부의 사기(邪氣)로 인한 종양 또는 부종을 말한다.

침향나무는 참죽나무나 느티나무와 비슷하며 마디가 많고 잎은 귤과 비슷하며 꽃은 하얗다. 씨는 빈랑과 비슷하며 오디만하며 보라색이고 맵다. 오래 묵은 나무와 뿌리를 절단하여 한 해만 두면 껍질과 줄기는 모두 썩어 문드러지지만, 가운데 심과 가지의 마디는 썩지 않는다. 이것이 침향이다. 견고하고 검은 것이 좋고 노란 것이 그 다음이다.《綱目》	沈香其木類椿櫸, 多節, 葉似橘, 花白, 子似檳榔, 大如桑椹, 紫色, 味辛, 若斷其積年老木根經年, 其皮幹俱朽爛, 其木心與枝節不壞者, 卽香也. 堅黑爲上, 黃色次之.《綱目》
물에 가라앉는 나무는 반드시 조직이 견고하고 치밀하여 잘 안 썩는다. 쉽게 썩는 것은 조직이 치밀하지 못하고 성겨서 물에 가라앉지 않는다. 침향은 아주 견고하고 치밀하여 물에 가라앉으며, 마디가 강하며 나무결이 질기고	木能沈水, 必堅緻而不易敗, 若易敗則粗疏而不沈水矣. 沈香爲物, 豈特堅緻沈水, 且筋節之剛勁, 肌理之韌密, 詎易敗壞乃曰斷

치밀하여 결코 쉽게 썩지 않는다. 그런데 침향나무와 뿌리는 짤라 놓고 일 년이 지나면 껍질과 줄기가 모두 썩는다. 이렇게 빨리 썩는 까닭은 무엇인가? 침향은 껍질과 줄기만 썩지만 견고하고 치밀한 속은 썩지 않는다. 내부는 강하고 질기며 치밀하다. 단지 속에 있기 때문에 잘 안 썩고 외부가 썩으면서 내부를 손상하는 것처럼 보이지만, 썩는 부분과 질기고 튼튼한 부분은 확연히 구분되어 양쪽이 전혀 영향을 미치지 못한다.

其木根經年卽皮幹俱朽爛, 何如是之速哉. 然則朽爛者其粗疎之皮幹, 堅緻者皆朽爛所不及而存, 然剛勁韌密於內, 似可恃中保外以緩朽爛, 朽爛敗壞於外, 容或由外累中以損堅緻, 乃朽爛自朽爛, 堅韌自堅韌, 兩不相及, 亦兩不相顧, 何其界畫淸析.

영표산(嶺表山)은 한여름에도 온도 차이가 심하다. 밤에는 해기가 가득차서 반드시 춥고 낮에는 태양과 가까워서 반드시 덥다. 습기는 햇빛에 압박을 받지만 흩어지지 않고 햇빛은 습기에 막혀서 심하게 뜨겁지 않다. 따라서 진이 많은 나무는 이런 곳에서 잘 자라고, 상처가 생기거나 벌레먹은 곳에서 진이 나온다. 진은 흘러내리면 지고가 되며, 흘러내리지 않으면 갇혀서 썩는다. 좀먹거나 손상 받지 않았을 때 속에 있던 진은 나무 속 생기였다. 흘러내리면서 썩지 않는 것은 지고에 정기가 있으며 유향, 몰약, 혈, 소합향, 갇혀서 썩어 내리는 것은 썩지 않는 다른 곳에 정기가 있다. 바로 침향이다. 따라서 지고는 외부 혈맥병을 치료하며, 썩지 않은 것은 내부 기도병을 치료한다.

因是知嶺表天地氣候, 有異於中夏, 夜必寒, 是海氣之瀰漫也, 晝必熱, 是日道之密邇也. 溼以日迫而不得散, 日以溼蒙而不得煇, 故液橘之木, 惟此地爲多. 液橘倘綠傷蠹, 若得泄者則流而爲脂膏, 其不得泄則祕而爲遺腐, 原其未傷蠹時, 則皆木中之生氣也. 流而不遺腐則精氣在脂膏如乳沒血竭蘇合之類, 祕而遂遺腐則精氣自在不可遺腐者卽沈香是, 理勢然矣, 然則脂膏者治在外血脈之病, 不可遺腐者, 治在內氣道之病, 又何疑焉.

풍수독종을 치료하는 의의는 침향 내부에 응결한 정이 외부 질병을 따라서 넘쳐 나오지 않는 점을 쓰는 것이다. 악기를 제거하는 의의는 침향이 내부에서 기를 지키면서 외부 침범을 받지 않는 점을 취한 것이다. **침향은 내부**

療風水毒腫者, 取其精內凝, 不隨外病而沸溢也. 去惡氣者, 取其氣內守, 不受外病之侵擾也. **精內凝, 氣內守而復芳香流動, 旣不**

에 정을 응결하고 기를 지키면서, 향기가 진동하며, 느리거나 정체하지 않고 부숴지거나 깎이지도 않으면서 상승할 것은 상승하고 하강할 것은 하강한다. 침향은 기만 인솔할 뿐 아니라 정과 신도 인솔하여 중초에서 돌려서 머무르지 못하게 한다. 반드시 검고 견고한 부분을 약으로 쓰는 데에는 이러한 가치가 있다.

遲滯, 又不破削, 自能使當上者上, 當下者下, 非特爲氣之領隊, 抑能爲精與神之領隊, 而運轉於中, 不致偏留於一處, 凡用必取其堅而黑者, 殆以是夫.

본초문답, '침향의 향기는 기의 운행을 돕는다'
당종해(唐宗海, 1846–1897, 청나라)
본초문답(本草問答, 1893)

본초문답은 중국 청나라 당종해가 편찬하여 1893년에 간행된 본초학 서로, 당종해와 그의 제자 장사양(張士讓)이 본초학의 이론 문제에 대하여 문답한 것을 정리한 것이며, 한약 약성이 사람에게 미치는 관계 등을 깊이 연구하였다는데 의의가 있다.

침향나무는 물에 가라앉을 수 있고 맛이 쓰기 때문에 하강 작용이 있고, **향기가 있어서 운행을 돕는다.** 그러므로 기를 내리는 성질이 있다. 가남향은 맛이 달기 때문에 침향과 차이가 있다. 가남향의 기는 승산할 수 있지만, 침향의 기는 오로지 하강하기만 한다. 따라서 가남향을 복용하면 트림하지만, 침향을 복용하면 아래에서 방귀가 나온다. 한쪽은 단맛이

沈香木能沈水, 味又苦降, **又有香氣以行之,** 故性能降氣. 茄楠香味甘, 則與沈香有異. 故茄楠之氣能升散, 而沈香之氣專下降. 服茄楠則噫氣, 服沈香則下部放屁. 可知其一甘一苦, 升降不同矣. 降香味苦色

있고 한쪽은 쓴맛이 있어서 오르고 내림이 다른 것을 알 수 있다. 내리는 향은 맛이 고하고 홍색이기 때문에, 혈중의 기를 하강시켜서 토혈을 멎게 할 수 있다. 우슬의 약성이 하강하는 것은 그 모양과 맛 때문인데, 뿌리가 깊고 맛이 써서 수화를 이끌고 하강할 수 있다.[33]

紅, 故降血中之氣, 能止吐血. 牛膝之降, 則以形味爲治, 因其根深味苦, 故能引水火下行.

방약합편, '침향은 위를 따뜻하게 한다'
황도연(黃度淵, 1808-1884, 조선후기)
방약합편(方藥合編, 1884)

황도연 선생의 호는 혜암이고 16세부터 의학공부를 하였다. 조선 철종에서 고종때까지 무교동에서 개원하면서 환자를 보았다. 49세(1855)에 부방편람 14권, 62세(1869)에 의방활투 1권을 냈고 돌아가시고 아들 황필수가 약성가 부분을 보충하여 방약합편을 편찬하였다.

경동 약령시장에는 수많은 한의원과 한약방들이 있다. 내가 장담한다. 어느 곳을 들어가도 방약합편은 반드시 있다. 방약합편은 한의학의 랭귀지이다. 이걸 모르면 대화가 통하지 않는다.

침향은 위를 따뜻하게 하며, 겸하여 사기를 쫓는다.   **沈香煖胃兼逐邪.**
기를 내리고 위기를 돕게 하는 효력에 있어서 더할 나위가 없다.   降氣衛氣功難加.

---

33) 도설 본초문답, 당종해 지음, 최철한 옮김, 물고기숲, 136p

의감중마, '지키는 기운, 위기'
이규준(李奎晙, 1855-1923, 조선말기)
의감중마(醫鑑重磨, 1922)

석곡(石谷) 이규준은 유학의 원리를 의학이론에 적용시켰다. 의감중마는 동의보감의 번잡한 부분을 제거하고 요지만을 골라서 진흙 속에 묻혀 있는 거울을 닦아 깨끗하게 했다는 의도로 지었다. 부양론(扶陽論)을 제창하여 양을 돕는 온열재에 속하는 인삼, 부자 등을 즐겨 사용하였다. 동무 이제마(1836~1900), 황도연(1808~1884)과 함께 조선후기 한의학을 대표한다.

심장의 화는 상부에 있고 신장의 물은 하부에 있어서 심의 화가 따뜻한 기운을 아래 신의 수까지 보내 주 후에 신수가 올라간다. 그러므로 양과 음이 교류하면 살아나고 음양이 반대되면 죽게 된다.	心火在上, 腎水居下, 火降乎水而后, 水乃升焉. 故陽交則生, 陽反則死.
침향은 맵고 성질이 따뜻하다. 붓기를 가라앉히고 귀신을 물리친다. 곽란과 복통을 치료하고 하늘과 통하고 땅에 도달케 한다.	沈香辛溫, 消腫伐鬼, 霍亂腹痛, 通天徹地.

신농본초경으로부터 1400년을 내려온 약재의 효능을 16자로 요약하였다. 그 표현이 절묘하다.

공정현의 약성가도 침향의 성질을 잘 묘사했는데, 살짝 결이 다르면서 역시 핵심을 짚어냈다.

침향은 기를 내려주며,	沈香降氣,
위장을 따뜻하게 해주고 사기를 몰아내며,	暖胃追邪,
하늘에서 땅까지 두루 통하게 할 수 있고,	通天徹地,
지키는 기운을 잘 돌게 해준다.	衛氣堪夸.

여기서 지키는 기운(衛氣)은 면역력으로 봐도 된다. 영기(營紀)는 영양을 공급, 유지하는 에너지이고, 위기(衛氣)는 외부로부터 나를 지키는 면역력으로 볼 수 있다.

5

침향, 찾아보기 – 역사

성경의 침향

이슬람의 침향

힌두교의 침향

불교의 침향

우리나라 역사 속 침향

이백의 침향정배의 난간, 청평조사

소동파의 속여인행

용화향도와 매향

매향과 인공재배 침향

성경의 침향

성경에는 침향이라는 단어가 5번 나온다. 고대 히브리어로 침향목을 나타내는 아할림(אֲהָלִים), 그 복수형인 아할로트(אֲהָלוֹת), 그리스어로 알로에(αλοη)를 침향으로 번역한 것이다.

시편(Psalms) 45:8
몰약과 **침향**과 계피로 당신 옷들이 모두 향기로우며, 상아궁에서 흘러나오는 현악 소리가 당신을 즐겁게 합니다.

All your robes are fragrant with myrrh and **aloes** and cassia; from palaces adorned with ivory the music of the strings makes you glad.

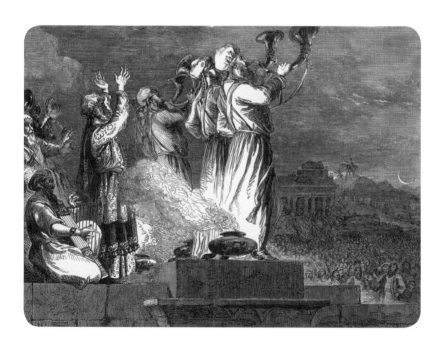

잠언(Proverbs) 7:17 잠자리에 몰약(Myrrh)과 **침향**과 육계향도 뿌렸다.	I have perfumed my bed with myrrh, **aloes**, and cinnamon
민수기(Numbers) 24:6 그 벌어짐이 골짜기 같고, 강가의 동산 같으며 여호와께서 심으신 **침향목들** 같고 물가의 백향목들 같도다.	As the valleys are they spread forth, as gardens by the river's side, as **the trees of lign aloes** which the LORD hath planted, and as cedar trees beside the waters.
아가서(Song of songs) 4:14 나르드(Nard)와 번홍화(사프란=Saffron)와 창포와 계수와 각종 유향목과 몰약과 **침향**과 모든 귀한 향품이요	Spikenard and saffron; calamus and cinnamon, with all trees of frankincense; myrrh and **aloes**, with all the chief spices,
요한복음(John) 19:39~40 일찍이 예수께 밤에 찾아왔던 니고데모도 몰약과 **침향** 섞은 것을 백리트라 쯤 가지고 온지라, 이에 예수의 시체를 가져다가 유대인의 장례 법대로 그 향품과 함께 세마포로 쌌더라.	He was accompanied by Nicodemus, the man who earlier had visited Jesus at night. Nicodemus brought a mixture of myrrh and **aloes**, about seventy-five pounds. Taking Jesus' body, the two of them wrapped it, with the spices, in strips of linen. This was in accordance with Jewish burial customs.

침향은 살균과 방부 작용을 한다. 이집트 미라에서도 주검 보존에 사용했다고 한다. 성경의 기록에서도 옷이나 침대에서 향기가 나게 하는 데 침향을 사용했다.

성경에서는 이스라엘의 천막을 "여호와가 심으신 침향나무"에 비교한다. 이 표현은 높이가 약 30미터까지 자라면서 가지가 넓게 퍼지는 침향나무의 모양을 가리키는 말일 수 있다. 오늘날 이스라엘에서 침향나무를 찾아볼 수는 없지만, 성서 사전은 이렇게 설명한다. "현재 '이 지역에' 침향나무와 같은 나무들이 없다고 해서, 부유하고 인구가 많았던 요르단 골짜기에서 과거에도 그 나무들을 기르지 않았을 것이라고 생각할 이유는 없다." 침향나무와 백향나무 모두 이스라엘의 고귀한 지위를 강조하기 위해서 사용되었던 것이다.

성경에서 번역된 단어 중 알로에와 노회, 침향의 관계가 헷갈린다. 침향의 영문명은 agalwood이거나 aloeswood이다. 여기서 침향과 aloe가 오역되기 시작했다. 한중일 구약, 신약 모두 침향과 알로에를 혼동하고 있다.

알로에는 아라비아어로 맛이 쓰다는 의미를 담고 있으며, 한자로 노회(蘆薈) 라고 부르게 된데는 Aloe의 로에를 한자로 음역한 것이다. 예수님의 시신을 처리했던 내용이 나오는 요한복음의 침향도 32.7kg(100 리트라)가 사용된 것으로 추측해보건데, (물론 몰약과 섞은 양이기는 하지만) 표기대로 알로에로 봐야 할지, 그 귀한 침향을 엄청나게 모아 사용한 것인지 두가지 추측이 가능하다.

이슬람의 침향

이슬람교의 경전인 코란은 무함마드가 받은 계시를 집대성한 기록이다. 알라신의 사자(使者)로서 계시의 음성을 들으며 그 내용을 전파해 왔는데, 계시를 받는 과정에서 영적인 행위를 하는 순간 '향기나는 나무'와 식물의 향을 맡는 내용이 등장한다.

코란 다음 가는 권위를 갖는, 무함마드의 말씀을 기록한 하디스(Hadith)에서는 침향을 인도의 향으로 소개하며, 흉막염 등을 치료하는 의학적 목적으로 사용할 수 있다고 기록했다. 이외에도 훈증, 소독, 살균, 정화, 재계 등 의식을 위한 다양한 목적으로 사용되었다. 이슬람교의 제 2대 정통 칼리프인 우마르(Umar) 시대에 와서는 모스크(Mosque)에 향을 피우는 것이 너무나 당연한 일이 되었다.

힌두교의 침향

고대 인도 산스크리트 대서사시인 마하바라타(Mahābhārata)는 총 18권으로 이루어진 전쟁과 관련한 서사시이다. 1-5권은 기원 전 10세기경 현재의 델리 근교인 쿠르쿠세트라에서 일어난 전쟁이 발발한 경위를 이야기하는데, 바로 이 초반부에 침향이 등장한다.

쿠루 왕국의 후기 수도였던 칸다바프라스타(Khandavaprastha)에 침향을 태우는 달콤한 향기가 도시에 가득하며, 지위와 부를 과시하기 위해 침향을 사치스러울 정도로 사용했다. 왕궁 주변의 높은 벽과 해자(moat)에는 침향과 단향의 향이 나는 물이 흐르고, 엄청난 꽃이 함께 징식되어 있다. 영어 번역본으로는 검은 알로에(black aloes)로 되어 있다. 프리스하타(Prishata) 왕의 아들 드루파다의 궁전에는 침향의 향이 가득하며, 고위층의 기념품이자 선물로 애용되고 있다는 기록도 있다.

고전들에서 침향에 대한 숭배와 존경, 숭상, 일부 지배층의 사치품이었다는 내용은 공통적으로 나오고 있다. 힌두교에서도 그 부분은 잘 나타난다.

불교의 침향

불교 경전에는 침향이 많이 등장한다. 경률이상에 "이 때 무우의 숲에는 열 가지 상서로운 기운이 있었다. 첫째 갑자기 넓어졌고, 둘째 흙과 돌이 변하여 금강이 되었으며, 셋째 보배 나무가 줄을 지어 섰고, 넷째 침향으로 장엄되었다."고 한다. 부처님 탄생에 귀한 침향이 등장한다. 화엄경에 "아나바달다 못 가에 침향이 나는데, 이름을 연화장(蓮華藏)이라 하며, 크기는 삼씨만한데, 하나만 살라도 훌륭한 향기가 염부제에 두루 풍기어 중생이 맡으면 모든 죄가 소멸되고 계행이 깨끗하여지는 것이오."라는 대목이 나오는데 구하기 힘든 귀한 침향으로 중생들의 죄를 소멸시켜 주는 이야기가 있다. 앙굴마라경에 "여기서 동방으로 여섯 항하 모래 수의 세계를 지나가면 국토가 있을 것이니 그 이름은 침향주(沈香主)이며, 부처님의 명

호는 침향상(沈香上)이시니라."고 한다. 여기서는 부처님의 귀한 이름으로 침향을 붙였다. 중아함경에 "모든 뿌리의 향기 가운데 침향(沈香)을 첫째로 하는 것과 같습니다. 침향은 모든 뿌리의 향기 중에서 최상이기 때문입니다."고 향기 중에 최고를 침향으로 치기도 한다. 본생경에도 왕이 종교 의식을 할 때 '가장 귀하고 소중한 보물'을 바쳐야 한다고 하여 침향, 단향, 비단과 각종 보석을 넣은 이야기도 있다. 종경록에 "보리의 마음은 검은 침향(沈香)과 같나니 법계에 모두 두루 배어들게 하기 때문이요, 보리의 마음은 마치 잘 듣는 약과 같나니 온갖 번뇌의 병을 잘 깨뜨리기 때문이다."라고 하여 깨달음을 구하는 마음을 가장 좋은 침향에 비유한다.

절의 향 냄새를 알고 있는 사람이라면, 떠올려보자. 불교에서는 기도할 때 반드시 향을 태우는데 이는 몸과 마음을 맑고 고요하게 하고 수행하기 위함이다.

한반도에 불교가 처음으로 전해진 것은 인도와 중앙아시아 등을 통해 고구려에 전해지고 백제, 신라에 차례로 전해졌다는 북방전래설이 정설이다. 가장 오래된 기록은 삼국사기와 삼국유사에 소수림왕 2년인 372년, 중국 전진의 황제가 사신과 승려 순도를 통해 불상과 불경을 보냈다고 기록되어 있다. 1천 6백년도 더 전에 불교가 이 땅에 자리잡기 시작한 것이다.

국립중앙박물관에 가면 서화관에는 불교 회화, 조각/공예관에는 불교조각품, 세계문화관에는 인도와 동남아시아, 중국의 불교 예술품을 만나볼 수 있으며, 우리나라의 국보 반가사유상 두 점을 전시한 사유의 방을 만날 수 있다.

우리나라에서 불교 문화는 문화재의 대다수를 차지할 정도이다. 초등학교 때 수학여행지로만 기억할 수 있는 경주의 석가탑, 다보탑, 불국사는 물론 금동약사불입상, 백제금동대향로 등 떠올려보면 대부분이 불교와 관련한 국보와 보물들이다.

불교 의식에서 향을 피우는 것은 불교가 전해진 삼국시대부터 시작된 것으로 추정할 수 있다. 향을 피운다는 것은 나쁜 기운을 없애기 위함이며, 영주의 부석사 무량수전의 단청에서는 침향목으로 만든 향을 피워 물감이 변질되는 것을 막는 원리로 사용했다. 불국사 석가탑에서도 침향 조각이 발견되었다.

'육법공양(六法供養)'은 향(香), 등(燈), 꽃(花), 차(茶), 쌀(米), 과일(果)의 여섯 가지 공양물을 갖추고 불전에서 의식을 행하는 것이다. 그 중에 향은 단순히 진상하거나 소원을 비는 용도라기 보다는 향을 태우면서 불법을 배우고 교류하는 의식의 매개체로 볼 수 있다. 불교의 의식에서 사용되는 다섯가지 중요한 향은 침향, 백단향, 송진, 노간주나무(향나무), 장뇌, 베티베르의 뿌리이다.

능엄경(楞嚴經)의 향엄동자(香嚴童子)편을 보면, 향엄동자가 고요한 방에서 침향을 피워놓고 "향기를 들여다 보건데, 본래 있는 것도 아니고 본래 공(空) 한 것도 아니다. 연기 중에 있는 것도 아니고, 불 가운데 있는 것도 아니다. 올 때에는 원래 오는 곳이 없고, 사라질 때 또한 집착하는 바가 전혀 없다"고 깨달은 바가 있다.

우리나라 역사 속 침향

삼국시대 귀족들은 침향을 수입하여 의복과 기물에 그 향이 스며들게 하거나, 직접 태워서 향기를 즐겼다. 신라의 기록을 보면 골품제 신분 계급의 사회생활 양식 상 일반인들은 침향을 사용할 수 없도록[34] 법으로 금하기도 했다. 값이 비싸 엄청난 사치품이기도 했지만, 그만큼 귀하기도 귀했다. 불국사 석가탑 에서도 침향 조각이 나왔다.

고려는 대표적인 불교국가였다. 화려한 귀족문화로 떠올려지는 고려는, 매우 아름다운 문화예술품들을 다수 남겼으며, 주변 국가에게도 영향을 끼쳤다. 특히 고려 불교는 화려한 귀족 문화와 더불어 왕실과 귀족의 후원을 받았다. 태조 왕전이 지은 훈요십조에도 불교 장려에 관한 내용이 있었고, 서양보다 200년 앞서 세계 최초의 금속 활자인 직지심체요절이 개발될 수 있었던 것은 불교 경전을 전하기 위함이었다.

고려인들은 향을 끓는 물에 담아 옷에 향기를 입히는 박산로(博山爐), 흰 모시로 자루를 만들어 그 속을 향초로 채운 자수 베개 등을 사용했다.

---

34) 신라 헌덕왕 11년 (서기 919년) 왕이 지시하기를 "관료들이 귀중한 수입품인 침향을 앞다투어 사치품으로 사용하고 있으니 지금 이 시간부터는 진골계급을 포함하여 침향 사용을 엄히 금지한다."

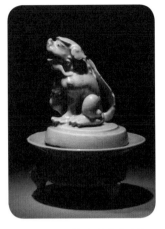
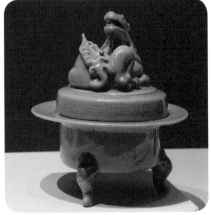

청자기린장식향로　　　　　　　　　청자사자뉴개향로

　　고려의 11대 왕인 문종(文宗)은 불교를 신봉하고 유학을 장려하며, 동여진의 침입을 토벌하며 송나라의 선진문화를 수입하는 등 가장 찬란한 문화, 정치 황금기를 이끈 왕으로 고려사에 기록되어 있다. 이 문종이 나이가 들고 기력이 쇠해지며, 마비 증상이 생겨 고려의 명의란 명의는 모두 문종을 진맥하고 치료하려 했지만 쉽지 않았다. 이에 1079년, 고려 왕실은 송나라 황제에게 신농백초[35]를 부탁했다. 신농백초란, 중국 전설상의 황제이자 의약의 신으로 숭배받은 신농이 효능이 좋다고 한 100가지 약초를 말한다. 이에 송나라는 고려에 88명의 사신을 보내, 100가지 약초를 전하게 되는데, 약재 목록에 침향이 가장 위에 있었다. 또, 송나라는

---

35) 문종의 나이가 연로하고 건강이 쇠퇴해지면서 마비 증상이 생겨 국내 많은 명의가 진료처방을 하였으나 증상이 그다지 개선되지 않았다. 그리하여 송나라 왕에게 신농백초(神農百草)를 부탁하였으며, 이에 송나라 왕은 고려에 파견되는 88 명 사신중 한림(翰林)의관(名형조)과 100 종류의 약재도 보냈다. 약재목록을 보면 침향이 맨 앞에 열거되어 있었는데 이는 침향이 당시 얼마나 진귀한가를 잘 나타내 주는 부분이다. (고려사 9권, 세가9)

사신을 통해 금각과 은각에 침향을 가득히 채워[36] 고려에 보내기도 했다.

1123년, 고려 중기에 송나라 사절단의 한 사람으로, 고려에 왔던 서긍이 지은 책인 고려도경에는 고려 궁중에서 침향, 사향, 독누향, 용단향, 전단향 등을 사용했다는 기록이 나온다. 1151년 고려 의종, 침향목으로 관음보살 불상을 조각하여 내전에 두었다는 기록[37]도 있다. 1309년 고려 충선왕원년, 강원도 고성군 간성면에 삼일포 매향비가 세워졌다.

조선왕조실록에는 침향이 145번 나온다.

처음 등장한 것은 태종실록 8권이고, 마지막 기록은 고종실록 40권이다. 이정도면 조선왕조 500년 간 변함없이 그 가치를 인정받았다고 해도 절대 과언이 아니다. 침향, 침향산(山), 침향산(散), 침향대(帶) 등 모든 기록을 통틀어 재밌는 내용이 참 많다. 그 중 몇 가지만 소개해보려고 한다.

세종실록:

조선왕조실록을 통틀어 가장 많은 침향 기록이 나오는 때는 세종 때이다. 유구(琉球), 현재 일본 오키나와에서 험한 바닷길을 건너와 각종 약재와 침향, 청자를 주고, 우리는 그 답례로 면포를 주었다는 기

---

36) 송라와 금나라 간에 전쟁이 일어나자 송나라는 고려를 우방국으로 만들기 위해 귀중한 선물을 자주 보내왔다. 한번은 송나라 왕이 사신 서덕영(徐德榮)을 통해 금각과 은각에 침향을 가득 채워서 고려국왕에게 보내도록 했다. (고려사 9권, 세가18)
37) 이유(巳酉)왕은 침향으로 불상을 조각하여 궁전에 모셔 둘 것을 지시했다. (고려사 17권, 세가17)

록을 시작으로 대마도에 억류당한 일본인을 풀어 달라는 댓가로 침향을 바친다거나, 구주 총관(九州摠管), 현재 일본 큐슈 지방 총관이 토산물과 함께 침향을 바치며 대장경(大藏經)을 그 댓가로 요구하여 세종과 신하들 간 어떻게 해야할 것인가에 대한 격렬한 토론을 벌인 기록도 있다.

나주(羅州)의 팔흠도(八歆島)에 중과 속인(俗人) 등 향도3백명이 침수향(沈水香)을 만들어 매향비를 만들었다는 정보를 접수하고 태상왕이던 태종이 그 침향을 파오라고 지시했다. 결국 발견하지 못했지만, 고려 말기부터 침향을 만들던 매향의식이 여전히 이어져오고 있다는 점을 유추해 볼 수 있다.

조선 초기 왕이 쓰는 약재를 관리하는 약방이던 내약방의 하졸이던 사령(使令)이 침향을 훔치는 사건도 있었다. 세종은 크게 화내며 "이 이후로는 아무리 중요한 대언(代言)이라고 할지라도 함부로 약방에 못 들어 가게 해!!"라고 했다고 한다. 하지만 또 20년이 지난 이후, 주사(朱砂)와 침향을 도둑질하는 일이 또 있었다. 세종은 이에 약재를 관리하기 위한 내의원(內醫院)을 설치하고, 그 경비를 장기 근무자였던 구임관(久任官)에게 맡겼다.

이렇게 침향을 훔치는데는 이유가 있었다. 세종 14년, 세종은 "주사(朱砂)와 용뇌(龍腦)는 비록 귀한 약이라 하더라도 중국에 가서 구하면 오히려 얻을 수 있으나, 침향(沈香)으로 말하면 비록 중국에서라도 쉽사리 얻지 못할 것이다. 지난 번 왜인들이 가져 오는 침향이 흔히 있었는데, 우리 나라에서 값 깎기를 너무 헐하게 하였으므로 다시는 가지고 오지 않는다. 침향은 왜(倭)나라에서도 나지 않는지라 널리 다른 나라에서 구하여 가져오는 것이니, 비록 그 값의 갑절을 준다 하더라도 가하니, 예조에서는 그것을 의논하여 아뢰라."라고 한 바 있다. 침향은 귀하다고 하는 많은 약재들 중에서도 너무 귀했던 것이다.

연산군일기:

연산 3년 우승지가 "왜인(倭人)이 가지고 온 침향, 속향(束香), 백단향을 내의원(內醫院)이 사사로이 무역을 하고 숨깁니다. 엄중히 다스려야 합니다" 라고 전언한다. 침향이 매우 귀하고, 구하기 힘들고, 상벌에 침향이 사용되는 것을 지양해야 한다는 발언이다. 실제로 조선시대 왕들은 공로가 있는 관료에게 침향과 금, 은으로 만든 물품을 하사하곤 했다. 그러나 그 이후에도 연산군은 거의 매년 "침향을 들여와라!!" "도승지, 동지중추부사 등에게 침향을 내려라!!" 등의 지시를 반복한다.

연산군 일기에 나오는 마지막 침향에 대한 기록은 갈고(羯鼓), 현금(玄琴), 박(拍), 적(笛), 해금(奚琴), 가야금(伽倻琴) 등 악기 수십 부(部)를 모두 침향(沈香)과 순금으로 장식하였다는 기록이다.

광해군중초본/광해군정초본:

산대(山臺)란 우리 민족 특유의 산신신앙을 재현한 산 모양 구조물로, 팔관회, 연등회, 나례(새해맞이 행사), 알성, 사신영접, 제례, 의례, 환궁, 놀이판 등 다양한 장소의 배경에 세워져 있던 것을 말한다. 산을 숭배하고 신성한 장소로 생각하던 문화가 그대로 전해 내려온다. 화산, 오산, 수미상, 만세산, 봉래산, 침향산 등 다양한 산대를 모티브로 삼아 상황에 맞게 사용하였다.

침향산은 왕과 왕비의 환궁 행렬 시 사용하던 산대이다. 침향산을 줄여서 '향산(香山)'이라고도 하고, 밑에 바퀴가 있어서 '산거(山車)' 혹은 '예산대(曳山臺)'라고도 한다. 여타 산대에 비해 구체적이고 규모가 큰 편이며, 성종 24년 편찬된 궁중 음악서인 악학궤범에 상세한 모습이 묘사되어 있다. 침향은 불교문화와 관계가 깊은데, 침향산에 등장하는 부처, 사탑, 승려, 고라니와 사슴 등 각종 동물(미륵)의 모습이 종교적 배경을 보여준다. 침향목 자체가 불상을 만들던 귀한 목재로, 침향산도 마찬가지로 귀한 존재인 왕과 왕비의 행렬 시 사용한 것이다. 침향산에는 바퀴도 달려 있었다.

광해군 시절의 기록에는 광해군의 놀이와 유흥에 사용하는 침향산에 대한 내용이 주로 나온다. 침향산을 잘 보관해라, 남자들이 멋있게 침향산 학무를 준비해라, 흉년이라 기곡례를 정지하는게 어떻겠습니까, 침향산의 보수에 필요한 물품을 조달해라, 침향산을 옮길 군사 2명을 병조에서 데려와라, 대례 연습을 하느라 기생과 공인이 침향산에 메달려 있을 시간과 여유가 없습니다, 뭔소리냐 침향산에 쓸 검은 깃털을 구해와라 등 유희와 관련한 내용이 주를 이룬다. 물론 침향에 대한 기록도 있다. "왜인들한테 용뇌와 침향을 계속 가지고 오라고 해라." 침향과 침향산을 가지고 얼마나 열심히 놀고 싶은지에 대한 내용이 많다는 것이 광해군 답다.

인조 때에 관련 도감이 폐지되며 산대 놀이는 약화되다가, 영조 이후에는 궁중 중심의 산대 놀이는 완전히 폐지되었다. 많은 인력과 물자가 필요했는데, 백성들의 삶이 윤택하지 않자 폐지해버린 것이다. 서울과 지방의 연희패들은 지역 산대 놀이를 계승해왔다. 양주별산대놀이, 송파산대놀이, 퇴계원산대놀이는 무형문화재로 지정되어 계승되고 있으며 국립국악원에서 산대희라는 이름으로 공연을 하고 있다.

이백의 침향정배의 난간, 청평조사

당현종이 양귀비에게 자랑하려고 멋진 정자를 지었다. 그것도 그 귀한 침향나무를 사용하고 정자의 이름도 '침향정'이라 명명하였다. 정자 위쪽으로 꽃밭도 가꾸고 멋진 풍경으로 눈을 즐겁게 하며 침향나무의 은은한 향으로 코를 즐겁게 하는데도 무언가 약간 아쉽다. 이제 멋진 소리를 듣고 싶은데 기존의 음악은 마음에 들지 않았다. 당장 이백(李白)을 불러오라고 명령을 내리는데 시선(詩仙) 이백은 한창 술에 취해 있었다. 하긴 이백은 왕이 부를 때 항상 술에 취해 있었다. 오죽했으면 술에 취해 물에 빠져 죽었다고 했을까.

일설에 의하면 술취한 이백이 당대의 권력자인 사랑받던 환관 고력사(高力士)에게 신발끈을 풀라고 하고 양귀비에게 먹을 갈라고 시켰다고 하지만 정말 그랬겠는가. 양귀비에게 멋지게 보이려고 임금이 불렀는데 주최측에 일을 시킨다는게 말이 안된다. 시를 보면 양귀비를 찬양하는 문구가 가득한데 그런 짓을 했을 리가 없다. 권력자의 측근에 있으면서 아부를 하지 않고 자신의 지조를 지켰으면 하는 후대의 바램으로 만들어낸 이야기일거다.

다음은 청평조사(清平調詞)의 내용이다.

雲想衣裳花想容 (운상의상화상요)	구름은 그대의 옷이 되고 싶어 하고, 꽃은 그대의 얼굴을 닮고 싶어 하네.
春風拂檻露華濃 (춘풍불함로화농)	봄바람이 난간을 스치니 이슬 맺힌 꽃처럼 농염하구나.
若非群玉山頭見 (약비군옥산두견)	만약 군옥산 위에서 볼 수 있는 모습이 아니라면
會向瑤台月下逢 (회향요대월하봉)	아마도 요대의 달 아래서 만났으리
一枝紅豔露凝香 (일지홍염로응향)	모란꽃 한 떨기 이슬에 향기가 멈추어 엉긴듯
雲雨巫山枉斷腸 (운우무산왕단장)	무산의 운우지정 이야기는 부질없이 애만 태우게 하네
借問漢宮誰得似 (차문한궁수득사)	묻노니 한나라 궁궐에서 누가 양귀비만큼 아름다운가?
可憐飛燕倚新妝 (가련비연의신장)	가련타, 조비연을 새로 단장한들 양귀비만 하랴.
名花傾國兩相歡 (명화경국양상환)	모란꽃과 경국지색 미인을 둘 다 얻어 즐기니
長得君王帶笑看 (장득군왕대소간)	언제나 임금의 웃음 띤 사랑의 눈길 속에 있구나
解釋春風無限恨 (해석춘풍무한한)	끝없이 한스러운 봄바람 질투를 벗어버리고
沈香亭北倚闌干 (침향정북의란간)	침향정 북쪽 난간에 기대어 있구나.

글자 가득 양귀비의 칭찬으로 가득하다. 그러니 양귀비에게 먹을 갈라고 한 부분은 거짓이라고 봐야한다. 하지만 신발을 벗기라고 한 것에 환관 고력사가 악감정을 느껴서 가련비연(可憐飛燕)을 트집잡아 이백을 궁중에서 내쫓는 명분으로 삼게 된다.

가련비연의 조비연은 나라를 망하게 한 후궁이다. 양귀비를 조비연에 비교한다면 나라를 망하게 한다는 것이냐고 트집을 잡고 모함을 했다. 예나 지금이나 간신배들이 하는 짓은 똑같구나.

청평조사 84자에 많은 전고가 있다. 군옥산, 요대, 무산, 조비연, 경국 등 옛날 기록을 알지못하면 무슨 말인지 알 수가 없다. 군옥산은 전설 속의 서왕모가 살고 있는 산이다. 목천자전에 주목왕이 서왕모를 만났다고 하고, 후에 한무제가 서왕모를 뵙고자 기원했더니 용이 끄는 수레를 타고 내려왔다. 동방삭은 서왕모의 복숭아를 훔쳐먹었다. 전설 속의 인물인데 많은 사람들이 만났다. 요대는 옥으로 만든 아름다운 누대로 일녀라는 선녀가 살고 있다. 태평어람에는 군륜산의 요대는 서왕모의 궁전이라고 되어있지만, 굴원의 이소(離騷)에 "요대가 높이 솟아 있는 곳을 바라보니, 유융의 아름다운 선녀가 보인다(望瑤臺之偃蹇兮, 見有娀之佚女)"라고 하였다.

무산은 초나라 회왕의 꿈에 한 여인이 찾아와 함께 밤을 지내고 돌아가는데 본인이 '무산의 신녀인데 아침에는 구름이 되고 밤에는 비가 됩니다'라고 말했다. 조비연은 버려진 아이에서 한나라 성제의 황후가 되는 입지전인 인물이다. 황궁의 연못에 배를 띄워 춤을 추다가 바람에 날려 떨어지는 순간에 황제가 잡아주니 손바닥 위에서 계속 춤을 추었다는 전설이 있다.

나중에 소동파가 "단장수비각유태(短長瘦肥各有態) 옥환비연수감증(玉環飛燕誰敢憎)"라고 하였다. 짧고 길고, 마르고 살찌고는 각각의 자태가 있는 것인데, 옥환(玉環)과 비연(飛燕) 누구를 감히 싫다고 하겠느냐는 뜻이다. 옥환이 양귀비이고 살이 풍만하지만 미인이고, 비연은 가냘픈 몸매로 미인이다. 경국은 한 무제때 이연년이 자신의 누이를 추천하며 "일고경인성(一顧傾人城) 재고경인국(再顧傾人國), 한번 돌아보면 성이 기울어지고, 두번 돌아보면 나라가 기울어진다'라는 말에서 나왔다. 나중에 연수환비(燕瘦環肥), 제비처럼 여위고, 고리처럼 살쪄도 미인이라는 사자성어도 만들어진다.

당나라 6대 황제 현종은 712년 재위하여 756년 안록산의 난에 황제의 자리에서 물러나고 5년후 78세에 붕어하였다. 양귀비는 38세에 황제와 같이 피난을 가던 중 붙잡혀 나무에 목을 매고 죽었다. 불과 13년 후의 이런 비참한 미래를 알지 못한 시기에 제일 높은 자리의 군왕과 지금도 인정받는 최고의 미인이 놀이하는 자리이다. 어쩌면 당현종과 양귀비의 절정의 순간일 수도 있을 것이다. 이 찬란한 순간에 배경으로 자리하는 것이 침향의 향기를 담은 침향정이다.

소동파의 속여인행

이백의 시대에서 세월이 흘러 소동파(蘇東坡)도 침향정을 노래하였다. 파옹이라고 불렸던 소동파는 호가 동파, 이름은 소식(蘇軾)이다. 당송 팔대가의 한사람인 소순(蘇洵)의 아들로 태어나 열 살에 시의 한 형태인 부(賦)를 능숙하게 짓는 등 일찌감치 글재주가 좋았다고 한다.

이중모(李仲謀)의 집에 주방이 그린 얼굴을 등지고 하품하고 기지캐 켜는 나인(內人)의 그림이 있었는데, 희롱하여 속여인행(續麗人行)을 지은 것이다.

深宮無人春日長 (심궁무인춘일장)　깊은 궁궐에는 사람 없고 봄 해는 긴데
沈香亭北百花香 (침향정북백화향)　침향정 북쪽에는 온갖 꽃들 향기롭네.
...
君不見 (군불견)　그대 보지 못했는가
孟光擧案與眉齊 (맹광거안여미제)　맹광이 밥상 들 때 눈썹에 맞춘 것
何曾背面傷春啼 (하증배면상춘제)　어찌 일찍이 얼굴 돌리고 봄을 서글퍼하여 울었겠나.

용화향도와 매향

신라 609년(진평왕 31년), 화랑이던 김유신(金庾信)을 중심으로 조직된 화랑도(花郎徒)를 "용화향도(龍華香徒)"라고 했다. 당시 이 낭도 집단은 700-800명 정도로 추정되며 불교의 미륵신앙과 깊은 관련이 있다. 용

화는 미래불인 미륵이 후세에 인간세계에 내려와 신성한 나무인 용화수 아래에서 사람들에게 3회에 걸쳐 설법을 행한다는데서 유래했다. 향도는 불교를 믿는 사람들의 단체이다.

향은 삼국 시대에 전래된 이후 부처님을 공양할 때 최고의 물건으로 간주되었다. 특히 침향을 피우면 다른 향과는 달리 그을림이 없고, 약재로의 효용 또한 높아 귀하게 여겨졌다.

고려시대, 민중들은 향을 땅에 묻기 시작했다. 미륵보살이 성불하여 용화세계에서 설법할 때 묻어 놓았던 향을 공양하는 종교적 행위에서 비롯된 매향(埋香)이다. 매향을 위해 민중 조직까지 결성되어 자신들을 스스로 용화향도(龍華香徒)라고 했다 매향이 끝난 뒤 함께한 용화향도의 이름이나 발원문을 바위와 비석에 새겨 매향비(埋香碑)를 세웠다. 내세의 복을 빌기 위해 향나무를 토지에 매장하거나 향을 피우는 의식을 치른 후 매향비를 세웠던 것이다.

바닷물이나 갯벌에 묻어둔 향나무가 오랜 세월이 지나 미륵불이 왔을 때, 그에게 올릴 수 있는 침향이 된다고 여겼던 고려 백성들. 현세의 고통으로부터 구원받고자 하는 열망이 미륵신앙에 바탕을 둔 매향으로 발현된 것이다.

신라의 김유신을 따르던, 토착신앙과 불교가 결합한 미륵신앙의 형태로 결성된 '용화향도'는 고려로 이어져 어지러운 정국에 고민하고 함께 헤

쳐 나가는 일종의 '매향집단'으로 발전하고, 조선시대의 '두레'로 그 전통이 이어지게 된다. 두레는 농촌 사회의 상호 협력과 감찰을 목적으로 조직된 공동 노동체 조직이다.

매향비는 주로 고려말에서 조선초기에 세워졌다. 현재 우리나라에는 20기가 채 안되는 매향비가 있다. 평북 정부, 고성 삼일포, 법성, 사천, 영암 엄길리, 신안 팔금도 등 고려 시대 것 6~7기, 덕산 효교리, 홍성 어사리, 신암 암태도, 신암 고란리, 장흥 덕암리 등 조선 시대 것 7~8기이다. 14-15세기, 왜구의 침략과 나라 정세가 바뀌는 혼란스러운 상황을 타개하고 싶다는 염원을 담아 향을 묻었다.

사천에 있는 매향비는 고려 말인 1387년, 고려 우왕 시기에 세워졌다. 언뜻 보면 바위 같은 돌에 15줄, 202자의 글자가 새겨져 있다. 승려와 일반 시민들(속인)이 4,100명의 조직을 이루어 국태민안(國泰民安)과 미륵보살의 하생을 염원한 기록이 있다. 비의 건립 연대가 명확한데다, 그 당시 인구 정도를 확인할 수 있어 보물로 지정되었다.

당진에 있는 안국사지에는 삼존불 뒤에 가로로 긴 돌이 하나 있다. 높이는 3미터 정도, 가로 길이는 13.35미터에 달하는 긴 돌이다. 마치 배처럼 생겼다. 이 긴 바위에는 매향 기록이 두 건이나 기록되어 있다. 경오년, 경술년 두차례 기록이 있는데, 태종 이전으로만 추정하고 있다. 조선 중기 이후로는 매향이 거의 사라졌기 때문이다.

발견된 매향비 모두 바닷물이 들어오는 곳에 위치하고 있는데, 불교에서 말하는 매향의 최적지가 산곡수와 해수가 만나는 지점이라고 한 내용과도 일치한다. 매향비에는 매향처, 사방기준기, 매향시기, 주도 집단, 매향을 한 이유와 비석을 세운 경위, 참여자, 시주자 등이 상세하게 기록되어 있다. 승려들이 주도했다기 보다는 일반 민중이 중심이 되고 있음을 알 수 있다.

2019년, 완도에 있는 수효사에서 1,700년 전 진도 바닷가에 매향한 침향이 부처님으로 화현하는 법회가 봉행되었다. 2011년 진도 양식장 갯벌에서 발견된 침향목을 목조하여 아미타불, 미륵불, 약사불 등 삼존불로 만든 것이다.

침향은 나무의 수지 함량이 높아 물에 가라앉는단 뜻이지만, 나무를 물이나 갯벌 속에 일부러 가라앉히거나 묻어 두면 침향이 된다고 오해라도 했던 것 같다. 인위적으로 묻어 놓게 되면, 무기물질이 나무 속으로 침투하여 단단해진다. 이 매향의 결과물조차 침향이라고 부르는데, 사실 구성 성분이 완전히 다른 별개의 것이다. 매향은 매향이고, 침향은 침향이다.

매향과 인공재배 침향

20세기 말, 베트남, 태국, 인도네시아 등지에서는 침향나무를 '재배'해서 침향을 얻으려는 시도가 왕성하게 일어났다. 침향나무는 꽃을 피워 열매를 맺는 식물이기 때문에 종자를 발아시켜 성장시키는 것이 가능한 일이기 때문이다. 인공적으로 재배한 침향나무에 인위적으로 상처를 낸다거나 해서 자극물질을 만들어 수지를 분비시켜 인공 침향을 만드는 것이다.

일본 돗토리 대학교 농학부 야마모토 후쿠쥬(山本福壽) 교수는 침향나무가 수지분을 분비하는 효율을 높이는 법에 대한 연구를 진행한 학자이다. 태국의 농가와 함께 인위적으로 상처낸 부분에 흑연을 비롯한 다양한 물질을 넣어 수지분이 만들어지는 과정과 시간적 효율에 대해 실험을 진행했다. 그러나 이 실험은 인공재배의 효율을 아무리 올릴 수 있다고 하더라도, 얻어지는 인공 침향의 향과 품질이 자연산에 비해 떨어지는 한계가 있다는 것을 확인한 채 끝나버렸다.

1960년대, 질이 떨어지는 인공침향을 진짜 침향처럼 보이게 하기 위해 먹을 바르는 것은 흔한 방법 중 하나였다. 구매한 사람이 침향을 반으로 잘라본 경우, 내부는 하얀 가짜 침향이라는 것을 보고 싸움도 잦았다. 수박 사는 것과 뭐가 다른가.

예로부터 침향은 검고 무거운 것으로 그 가치를 판단한다. 이젠 먹을 바르는 것도 모자라 안에 이물질을 주입해 무게를 무겁게 하는 방법이 등장했다. 침향을 나무 결에 맞추어 자른 후 내부를 조금 파낸 후, 흑연 같은 물질을 넣어 무겁게 했다.

그러다 1900년대, 드디어 화학물질을 침향에 넣는다는 쉽고 간단한 방법이 위조 업자들 사이에 인기를 끌게 된다. 화학물질로 사용된 것은 주로 오일이었는데, 그저 오일을 스며들게 해서 윤기와 무게를 더하게 했다. 그러나 과학 기술의 발전과 함께 일정 시간이 지나면 오일의 냄새가 사라지게 되어, 많은 침향 수출, 수입업자들이 위조 침향으로 큰 타격을 받았다.

실제로 동남아시아 일부 국가와 중국에서는 여전히 인공재배침향을 위한 연구와 시도를 계속하고 있다. 침향나무가 타격을 입는 자연적인 요인들인 천둥번개, 코뿔소 같은 동물의 습격, 병충해, 기생충, 곰팡이 등을 그대로 재연하기도 하고, 일부러 상처를 내거나 태우고, 드릴을 뚫고, 껍질을 벗겨내고, 소작술을 이용하거나 자르고 못을 박는 등 인위적인 요인을 추가하기도 한다. 심지어 화학적인 방법을 이용하기도 한다. 소금 미네랄, 산(acid)과 같은 용액을 나무에 도포해서 상처를 입힌다.

이러한 상황에서 후속으로 진행되어야 할 연구로는 자연적인 침향과 인위적인 침향의 성분 분석 등이 있다. 곰팡이나 기생충, 균 감염으로 인해 생성된 수지를 포함한 침향과, 자연적인 요인에 의해 생성된 침향 사이에도 성분이 다르다는 연구가 진행중이기 때문에, 침향의 성분에 대한 이야기는 아직 갈 길이 멀다. 관련한 내용은 뒤에 침향의 성분과 효능에서 좀 더 자세히 알아보자.

6

침향, 느껴보기 – 향

나무에서 향이 나온다구?
향은 어디에서 오는가?
향이 있는 약재는 어디에 쓰는가?
향을 즐긴다는 것

나무에서 향이 나온다구?

본초강목 34권에 향기가 나는 나무 종류 35종이 나온다[38]. 향기나는 풀은 56종이고, 일반 나무는 교목이라고 52종이 또 있다.

백(柏), 송(松), 삼(杉), 계(桂), 균계(箘桂), 천축계(天竺桂), 월계(月桂), 목란(木蘭), 신이(辛夷), 침향(沈香), 밀향(蜜香), 정향(丁香), 단향(檀香), 강진향(降眞香), 남(楠), 장(樟), 조장(釣樟), 오약(烏藥), 회향(懷香), 필률향(必栗香), 풍향지(楓香脂), 훈륙향(유향)[薰陸香(乳香)], 몰약(沒藥), 기린갈(麒驎竭), 질한(質汗), 안식향(安息香), 소합향(蘇合香), 첨당향(詹糖香), 독누향(篤耨香), 용뇌향(龍腦香), 장뇌(樟腦), 아위(阿魏), 노회(盧會), 호동루(胡桐淚), 반혼향(返魂香)

우리에게 익숙한 것들로 몇 개만 알아보자.

백(柏)

측백나무는 예로부터 신선이 되는 나무라고 했다. 대부분의 나무는 모두 해를 향하는데, 측백만은 서쪽을 향한다. 대체로 음목(陰木)이면서 정순한 덕이 있는 것이므로 백(白) 자를 따랐다. 측백나무의 잎은 쪄서 말리기를 반복하여 향을 내거나, 머리를 검게 하거나, 뼈가 튼튼해지는 약재로 사용해 왔다. 측백나무의 씨앗은 백자인이라고 해서 자양강장제로도 쓴다.

---

38) 중국한의학이 계속 성장하면서 1596년 이시진의 본초강목이 나오고, 한국한의학이 꾸준히 발전하면서 1610년 허준의 동의보감이 완성된다. 동시대에 이런 명작이 중국과 한국에서 나왔는데 서로간 교류가 전혀 없었다. 두 사람 모두 당대 최고의 자리에서 자신의 의학을 이야기했을 뿐이다. (동의보감에서 인용되는 "본초"는 당신미의 증류본초이다) 이시진이 허준의 동의보감 정기신 체계를 보았다면, 허준이 이시진의 본초강목 16부 분류법을 보았다면 정말 놀라운 결과가 나왔을 것이다.

송(松)[39]

우리나라에서 소나무만큼 오랜 세월 다양하게 이용된 나무는 없었다. 목재는 기둥, 서까래, 대들보, 창틀, 문짝 등에 쓰이는 건축재, 가구재, 식생활용구, 농기구 등은 물론 조선용(造船用)으로도 사용되었다. 소나무와 측백나무는 나무의 으뜸이다. 소나무의 수지인 송진은 의약, 화학제품의 원료로 사용했고, 솔잎은 송편 찔 때 넣을 분 아니라 구황식품, 약물로도 사용했다. 술도 만든다. 복령(茯靈)은 소나무뿌리에 외생균근이 공생해서 혹처럼 비대하게 된 것인데, 신장병에 약효가 있다고 한다. 소나무뿌리의 정기가 뿌리로부터 떠나지 않고 끝까지 붙어 있다고 해서 복신(伏神) 또는 복령(伏靈)으로도 불렀다.

삼(杉)

일본 유래 상록수로, 나무가 놓고 곧기 때문에 건자재, 가구 등으로 활용하고, 꽃은 3월에 피고, 10월쯤 끈적끈적한 진액이 나오는 열매가 자란다. 편백나무 다음으로 피톤치드가 많이 나오지만, 꽃가루 알레르기의 주범이 되는 꽃가루가 엄청나게 나온다. 유명 연필 파버카스텔이 삼나무로 만들어진다.

월계(月桂)

올림픽 우승자에게 씌워주는 것으로 유명한 월계이다. 잎이 향기가 좋아 향료로 쓰고, 열매는 맵고 따뜻하며 독이 없다고 했다. 신경통을 완화

---

39) 소나무는 내가 좋아하는 원료라 꼭 한번 써보고 싶었다. 나중에 동쪽으로 뻗는 소나무뿌리인 동송근을 써서 뿌리근력이라는 제품을 만들기도 했다.

하는 효능이 있다는 연구가 있다. 서양에서는 보통 향신료 하면 월계를 떠올릴 정도로 다양하게 사용된다. 거의 모든 육수와 소스, 고기와 생선에 곁들이거나 수프에도 첨가한다.

목란(木蘭)

목련과의 낙엽 교목이다. 껍질은 계수나무와 비슷하며 봄꽃이 만개하기 전에 꽃봉오리를 따서 목련주로 만들어 즐기기도 했다. 목련은 영어로 매그놀리아(magnolia)인데 향이 부드럽고 청아한 느낌의 깨끗한 꽃향기이다. 꽃봉오리를 통풍이 잘 되는 곳이나 햇볕에 말려 건조하면 약재인 신이(辛夷)가 된다. 진통과 진정의 효과가 있으며 비염, 축농증, 두통, 현기증에 효능이 있다.

밀향(蜜香)

본초강목에 진장기는 "밀향은 교주에서 난다. 나무가 크고 마디는 침향과 같다. 법화경(法華經) 주(注)에서는 '목밀(木蜜)은 향밀(香蜜)이다. 나무의 모양은 괴화나무와 같으면서 향이 나고, 베어낸 지 5-6년이 되면 그 향을 채취한다.'라고 하였다. 이물지(異物志)에서는 '잎은 참죽나무와 같다. 심은 지 1000년 된 것을 베어서 쓰러뜨리고 4-5년 뒤에 와서 살펴보면 이미 썩어 있지만 속 마디의 단단하고 정갈한 것만이 향이 된다.' 하였다."라고 하였다. 이순은 "남해 지역의 산에서 난다. 심은 지 5-6년 뒤에 향이 생긴다. 교주기(交州記)에서는 '나무는 침향과 비슷하여 다른 게 없다.' 하였다."라고 하였다.

정향(丁香)[40]

맛은 맵고 성질은 따뜻하고 독이 없다. 연한 자줏빛으로 매우 아름답다. 유일하게 꽃봉오리를 쓰는 향신료로 자극적이지만 상쾌하고 달콤한 향이 특징이다. 심장이나 복부가 차서 생기는 통증, 구토, 설사 등의 치료제로 쓴다. 인도네시아에서는 기침, 감기, 치통, 두통 등 다양한 통증의 완화를 위해 사용했으며, 서양에서는 피클을 만들 때부터 케이크, 스테이크 등과 함께 사용한다. 정향이 클로브(Clove)이다.

단향(檀香)

불교 경전에서는 전단(㫋檀) 혹은 진단(眞檀)이라고 한다. 단향은 크게 백단(白檀)·황단(黃檀)·자단(紫檀) 3종류로 나뉘며, 약 8종의 수종(樹種)이 있다. 서양에서는 샌달우드(Sandalwood)라고 부르고, 향수, 아로마에서 쉽게 볼 수 있다.

이시진은 "단(檀)은 좋은 나무이므로 좋다는 의미인 단(亶) 자를 따랐다. 불교에서는 전단(㫋檀)이라 하는데, 뜨거운 물로 목욕을 함으로써 때를 벗겨 버린다는 말과 같다. 외국인들이 잘못하여 진단(眞檀)이라고 하였다. 운남(雲南) 지역 사람들은 자단(紫檀)이라 부르고 침향(沈香)보다 좋게 여기는데, 바로 적단(赤檀)이다."라고 하였다. 단향은 행기온중(行氣溫中), 개위지통(開胃止痛)의 효능을 가지고 있다고 본다. 항균 및 이뇨작용을 한다.

---

40) 정향은 향이 너무 강해 다른 약재와 조화를 이루기 어렵고, 성경에도 나오는 유향, 몰약은 약효는 좋으나 효능이 한정적이다.

회향(茴香)

미나리과의 식물로 펜넬(Fennel)로 불린다. 그리스신화에서 프로메테우스가 신에게 불을 훔칠 때 속이 빈 펜넬 줄기에 숨겨 인간에게 가져다주었다는 내용이 있다. 영국에서는 문에 회향 다발을 걸어 놓는다. 스트레스 해소, 숙면, 이뇨작용 등을 한다.

필률향(必栗香)

굴피나무라고도 한다. 현대인에게는 생소하지만, 석기시대~청동기시대 한반도의 주목이었다. 지금의 느티나무나 참나무처럼 다양한 용도로 사용되었다. 선박, 목관 등을 만들기도 하고, 집을 짓는데도 이용되었다. 굴피나무의 잎과 열매 모두 약재로 사용한다.

풍향지(楓香脂)

백교향(白膠香)이라고도 하며 단풍나무의 진을 이른다. 혈액순환을 활발하게 하며, 지혈하는 작용이 있다. 종기나 피부병에 주로 쓰였다.

훈륙향(薰陸香)= 유향(乳香)

영어로는 프란킨센스(frankincense)라고 한다. 감람과에 속하는 상록수에 상처가 나서 흘러나온 유액이 공기에 접촉해서 응고한 것으로, 황 또는 녹색, 황갈색의 것도 있다. 줄기에서 유백색의 액이 나오는 모습이 젖과 같기 때문에 이 이름이 붙었다. 몰약과 함께 오리엔트, 이집트의 대표적 향료로, 테오프라스토스의 『식물지』, 대(大)플리니우스의 『박물지』에도 기재되어 있다. 예수 탄생시, 동방의 세 박사가 황금과 유향과 몰약을 드렸다고 하는데 이들은 각각 현세의 왕과 신과 의약을 의미하며, 고통을 없애는 자, 구세주인 예수에 대한 공물로서 적합한 것이었다. 유향은 하늘로 올라가는 방향에 의해서 신에게 바치는 것으로 생각된 것이다.

몰약(沒藥)

성경을 읽은 사람이라면 익숙한 몰약(Myrrh)은 감람나무과 식물인 콤미포라 미르라 등에 상처가 나 생긴 천연고무수지이다. 진정소염, 통증완화, 방부 작용 등을 한다. 성경에서 동방박사 세명이 아기 예수의 탄생을 축하하며 가져간 황금과 유황, 몰약으로 유명하다.

안식향(安息香)

수마트라, 자바, 베트남, 태국 등이 주산지인 때죽나무과에 속하는 안식향나무의 수액을 건조한 것이다. 향기가 높고, 사악한 기운을 쫓아낸다고 하여 붙여진 이름으로, 심장부위의 통증, 설사, 산후통 등에 사용되어왔다.

소합향(蘇合香)

초록나무과 식물인 소합향나무의 진액을 모은 것이다. 맛은 맵고 성질은 따뜻하다. 이시진은 "소합향은 향기가 퍼져나가 여러 가지 구멍과 장부를 소통시키므로 그 효능으로 온갖 좋지 못한 기를 물리칠 수 있다."고 했다. 약리 실험에서 거담, 항균, 궤양 치료의 효능이 검증되었다.

첨당향(詹糖香)

향나무의 한가지로, 귤나무와 비슷하다. 가지와 잎을 달이면 사탕처럼 단 맛을 내며 굳어진다. 멍과 종기 등을 치료하는데 사용했다.

용뇌향(龍腦香)

갈포라 나무에서 나오는 진으로 만든 향으로, 맛은 맵고 쓰며, 성질은 약간 차고 독이 없다. 왕륜(王硫)은 "용뇌는 매우 맵고 잘 내달리므로 열을 흩어 내거나 뭉친 기를 통리시킬 수 있다. 눈이 아프거나, 후비가 생겼거나, 하감창 등의 처방에 많이 쓰이는 것은 맵고 흩어 내는 성질을 이용한 것이다. 사람이 죽으려 하는 증상에 삼키면 기가 다 흩어져 버리게 한다. 세상 사람들이 성질이 차갑다고 잘못 알고서 맵고 흩어 내는 성질이 서늘한 것과 비슷하다는 점은 모른다. 여러 가지 향은 모두 양에 속하는데, 어찌 지극히 향기로운 것이 성질이 도리어 차가워지겠는가."라고 하였다. 빙편(冰片)이라고도 하는데, 소아 경기, 결막염, 인후두염, 중이염, 구내염, 옹종 등에 사용한다.

장뇌(樟腦)

캠퍼(Camphor)라고도 한다. 녹나무과 가지, 잎에서 얻을 수 있는 결정으로, 싸한 특유의 냄새가 난다. 물파스 등에 사용되기도 해 익숙한 성분이다. 복통, 각기, 충치 등을 치료한다고 해서 예전부터 꾸준히 사용되었다. 이시진은 "장뇌는 순수한 양으로, 염초와 성질이 같고, 수 가운데서 화가 나므로 그 불꽃이 더욱 치성하다. 지금 단약을 제련하는 화로 및 불을 다루는 사람들이 많이 쓴다. 맛이 맵고 성질이 뜨거우며 향이 퍼지니, 용화(龍火)의 기를 품고서 습을 제거하고 벌레를 죽이는 데 장점이 있다. 그러므로 이것을 태워 옷상자나 대자리를 훈증하면 진드기와 좀벌레를 물리칠 수 있다.

노회(盧會)

알로에이다. 맛은 쓰고 성질은 차고 독이 없다. 열과 풍으로 답답한 증상, 흉격에 열기가 있는 증상을 치료하고, 눈을 밝게 하고 마음을 진정시킨다. 현대인들은 햇빛에 그을려진 피부를 위해 알로에팩을 주로 한다. 변비 환자들이 알로에 환을 먹기도 한다.

이리도 많은 향기나는 나무에서 사향 대신 무엇을 쓸까 고심을 했다. 측백엽도 좋은 약재이지만 은은한 맛이 없다. 소나무도 좋지만 길게 향이 가지 못한다. 그렇게 이것저것 생각하던 중에 방약합편에 **"사향 대신 침향이나 목향을 써도 된다[41]"**이 생각났다. 실제로 어느 한의원에서 공진단은 만들고 싶은데 사향이 너무 비싸 목향공진단으로 만드는 사례가 있는 걸 보면 목향도 무난했다. 하지만 목향은 식품원료로 부적합하고 침향만이 가능했다.

---

41) 麝香代入,沈香或木香

향은 어디에서 오는가?

    향의 역사는 인류가 불과 함께 한 역사만큼이나 오래되었다. 불이 발견되며 인류는 나무나 허브가 불에 탈 때 좋은 향을 낸다는 것을 깨달았다. 기원전 약 5천 년부터 허브와 향유를 도기 그릇에 담아 사용한 것으로 보이는 유물이 나온다. 토기로 만든 고대 증류기는 허브에서 오일을 추출했다. 종교의식, 의료용, 미용 목적, 그 무슨 목적이 되었든, 향을 추출해서 소유하기 위한 노력은 까마득한 과거부터 시작된 것이다.

    인류가 최초로 사용하고 가장 오랜 기간 가장 사랑받은 향은 '유향'과 '몰약'으로 추정된다. 원산지는 현재 아라비아 반도 남단의 오만의 고대 도시 도파르이다. 솔로몬 왕을 방문할 때 황금과 향료를 가득 실은 800마리의 낙타를 데리고 갔다는 시바 여왕이 다스린 곳이기도 하다. 아직도 품질이 좋은 유향과 몰약을 생산하는 지역이다.

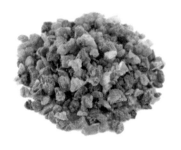

몰약

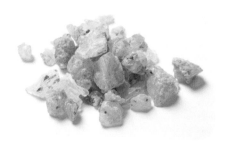

유향

향료를 나타내는 단어는 영어로 perfume, 불어로 parfum, 그리고 이탈리아어로 profum이다. 이 단어들은 모두 라틴어 per fumum (through smoke)에서 유래하였는데, per는 '통하여', fumum은 '연기'라는 뜻이다. 향기나는 수지와 나무, 풀을 태우는 것에서 향료의 역사는 시작되었다. 인간들은 연기를 타고 자신들의 소원이 신에게 더 빠르게 닿을 것이라 믿었다. 향료는 신과 인간과의 교감을 위한 종교적 매개체였다.

삼국사기에도 신라 눌지왕 시기에 양나라에서 향을 선물로 주었는데 사용법을 몰라 고구려에서 온 묵호자에게 물어보니 '이 것을 사르면서 소원을 빌면 반드시 영묘한 감응(靈應)이 있을 것입니다'라는 기록이 있다.

중국에 처음 향이 들어온 것은 한(漢)나라 때로 기록되어 있다. 광저우를 거점으로 하는 바닷길, 서역으로 이어지는 실크로드를 통해 유향, 몰약, 소합, 용뇌 등 다양한 향이 중국으로 유입되었다. 왕조가 바뀌고, 영토가 넓어지고 좁아지는 기나긴 역사 속에서 향은 신과 인간을 이어주는 매개체이자 병을 치료하는 약재로도 사용받아왔다. 특히 위진남북조 시대 불교가 들어오면서부터는 중국에서의 침향의 가치는 더욱 높아졌다.

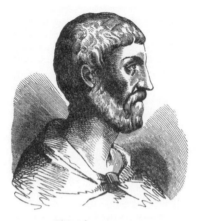

Pythagoras

   고대 그리스의 철학자 피타고라스(Pythagoras)와 그의 계승자들을 통해 번성했던 고대 그리스 철학 분파에 피타고라스학파(Pythagorean Brotherhood)가 있다. 그들은 신비주의적 종교 결사이자 정치와 교육을 위한 엄격하고 독특한 계율을 많이 가지고 있었다. 특히 아라비아에서 수입한 유향과 몰약, 계피를 태우며 사색과 연구를 즐기는 모습도 있었다. 현재 그리스 인근 지역인 키프로스 공화국에서는 여전히 침향과 소합향(styrax)을 귀, 눈, 피부, 근육, 관절, 구강, 호흡기 질환에 두루 사용하고 있다.

   고대 로마에서는 인도에서 수입한 장미, 백합, 석창포, 수선화, 계피 등과 함께 침향(기록에는 aloeswood)을 즐겼다. 로마 황제 네로의 두번째 아내인 포파이아 사비나(Poppaea Sabina)는 로마의 번영과 함께 각 국에서 들여오는 향기나는 것들에 지대한 관심을 보였다고 한다. 1485년에 출토된 로마의 무덤에서는 어린 여성이 발견되었는데, 몰약과 침향, 가치가 높은 약재들이 함께 발견되었다.

이집트 제18왕조 파라오인 투탕카멘의 무덤 안에서는 석고로 만든 아라바스타 항아리에 향고를 가득 채워 놓았다. 최초의 향수라고 알려진 고대 이집트의 키피 혹은 카이피(Kyphi)의 향이었을 것으로 추정되며, 20세기에 발견될 당시에도 은은한 향기를 풍기고 있었다고 한다. 방부성을 가진 유향이나 방향성 수지를 사용하여 2천 년이 넘는 시간 동안 보존할 수 있었던 것이다.

일부 학자들은 시체방부처리(embalming)에 몰약과 함께 침향(black aloes)가 함께 사용되었다고 주장하기도 한다. 이집트는 사후세계에 대한 강렬한 믿음과 열망으로 미라(mirra)를 만들었다. 이 미라의 어원은 몰약을 뜻하는 myrrh에서 온 것으로, 미라가 완성된 이후에는 향을 태워 미라에게 영혼을 불어넣었다.

향은 어디에서 나오는지 생각해보자. 왠지 유럽의 장미 농장에서 꽃을 엄청나게 채취하여 짓이겨서 진하게 농축하여 나올 것만 같다. 실제로 그렇게 추출을 하기도 하지만 그것이 전부가 아니다. 향은 꽃에서 추출할 수 있다. 로즈, 자스민, 카모마일, 일랑일랑, 오렌지블라썸 등이다. 잎에서도 추출된다. 제라늄, 마조랑, 바질, 페퍼민트 등이다. 열매에서도 나온다. 페퍼, 샐러리 등이다. 뿌리에서도 나온다. 오리스, 베티버 등이다. 껍질에서도 나온다. 오렌지, 레몬, 자몽, 베르가못 등이다. 이끼에서도 나온다. 오크, 모스 등이다. 삼라만상 존재하는 모든 것은 향을 가지고 있는 것이다. 그리고 나무에서 나온다. 백단(sandalwood), 침향(agarwood)이 그것이다.

단순하게 꽃과 열매에서만 향이 나올 것이라고 쉽게 생각되지만 나무에서 향이 나오는 이치가 궁금할 것이다. 깊은 산속 울창한 나무 사이로 지나가면 다양한 향이 섞여 우리 몸으로 흡수가 된다. 자연의 모든 것은 자신의 향을 가지고 있어 백가지의 원료가 있으면 백가지 뿐이 아니라 혼합되어 수천가지의 향이 나오는 것이다. 영화 향수를 본 적이 있는가? 향기 엑기스를 추출해내기 위해 수상한 실험기구로 농축하는 장면이 나온다.

1955년 '볼드뉘 Vol de Nuit(야간비행, 겔랑의 남성용 향수)' 향수를 제조해야 하는데 원료인 황수선(黃水仙) 정유가 떨어졌다. 할아버지인 자크 겔랑은 손자에게 향수 만드는 사람이 되고 싶다면 황수선을 만들어보라고 원료를 생산해내라는 지시를 내린다.

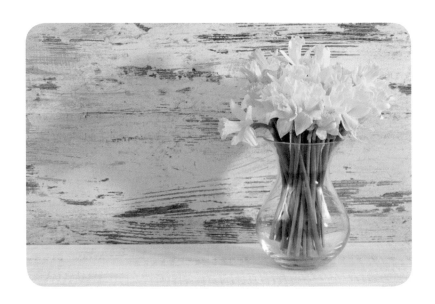

장 폴 겔랑은 합성원료에 수선화, 제비꽃잎, 극소량의 자스민, 약간의 월하향을 혼합하여 황수선 정유를 만들었다. 사람을 믿지 않았던 자크 겔랑은 몰래 원료를 숨겨놨다가 내놓은건지 의심하다가 손자가 배합공식을 내놓으니 말없이 보다가 아들에게 전화를 한다. "겔랑을 이을 아이는 파트리크가 아니다. 장 폴이 이을거다.[42]" 유명한 겔랑 향수 회사가 이렇게 계승되어 내려온 것이다.

일본에서는 향도라고 해서 향을 맡는 작업을 예술적으로 계승해 오고 있다. 문향(聞香)이라고 해서 단순히 향과 냄새를 맡는 것을 넘어서 마음을 향에 기울여 향을 즐기고 맛본다는 의미이다. 앞에서 알아본 일본의 침향 분류 중 하나인 육국오미 역시 침향을 향으로 즐기기 위해서 분류해 놓은 것이다. 교토에 가면 향을 즐길 수 있는 향당이 있다. 여행 가서 체험도 가능하긴 하지만 일본어가 가능해야 더 깊은 감동을 받을 수 있음이 아쉬울 뿐이다. 물론 우리나라에도 문향을 즐기는 사람이 있다.

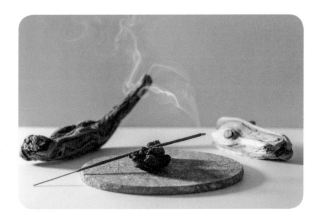

42) 향수의 여정, 장 폴 겔랑, 강주헌(옮긴이), 효형출판(2005)

냄새를 맡을 때, 숨을 한 번 들이쉴 때마다 아주 작은 분자를 흡입하게 된다. 흡입한 분자는 콧구멍을 통해 후각 점막에 도착한다. 사람의 후각 세포는 콧구멍 윗 쪽에 있다. 그런데 냄새를 인지하려면 냄새 분자가 메시지를 뇌에 전달해야 한다.

누구나 추억을 불러일으키는 향이 있을 것이다. 현재까지 약 40만개의 향이 존재한다고 하는데 나는 그 중에서 100여가지 정도의 향을 즐기는 것 같다. 환자를 진료할 때는 시트러스[43]와 플로럴[44]을 주로 사용한다. 상큼하고 시원한 정원의 분위기가 느껴져서 치유에 도움이 되고, 향기 초보자들도 쉽게 좋아하기 때문이다.

지치고 힘들어서 홀로 충전이 필요할 때는 우디[45]와 타바코 레더[46]를 사용한다. 비오는 날 오두막집에서 모닥불을 보면서 불멍하는 기운을 느낀다고나 할까.

1983년, 오만의 술탄은 '향수의 종주국이자 원조 격은 유향, 몰약, 침향(oud)[47]을 전통적으로 이용해 온 아랍인데 오늘날에는 왜 향수 하면 유럽이 되었는가! 왜 프랑스가 종주국으로 알려져 있는가! 원조에 걸맞는 아랍

---

43) 시트러스(Citrus): 감귤류의 향기, 베르가못, 만다린, 레몬, 오렌지 등
44) 플로럴(Floral): 꽃 향기, 로즈, 자스민, 은방울꽃, 라일락, 아이리스 등
45) 우디(Woody): 나무와 흙 향기, 샌달우드, 시더우드 등
46) 타바코 레더(Tabacco-leather): 담배와 가죽 향기
47) 서양에서는 향수에 들어가는 오우드(Oud, عود)는 침향을 말한다. 아라비아어로 막대, 스틱이라는 뜻으로 아랍권 국가들에서 침향을 부르는 용어이다.

분위기의 향수를 만들어 보자!'고 했다. 술탄은 프랑스인 조향사 기 로베르(Guy Rovbert)[48]에게 '당신이 생각하는 가장 이상적인 향수를 제작비 고려하지 말고 만들어봐라. 대신 유향, 몰약, 침향은 꼭 넣었으면 좋겠다'고 의뢰했다. 그렇게 해서 탄생한 향수가 '아무아쥬(Amouage)'이다.

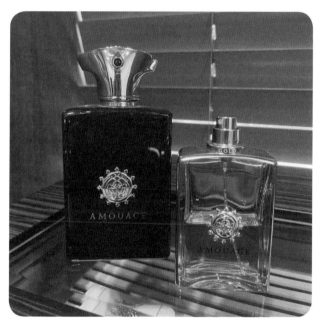

내 사무실에 있는 아무아쥬 향수

　　최고의 재료, 최고의 조향사, 아랍을 상징하는 3가지 향. 포부가 있는 향수다. 내가 즐겨 쓰는 향수이기도 하다.

48) Hermés, Doblis (original) (1955), Rochas, Madame Rochas (1960), Hermés, Calèche (1961) Christian Dior, Dioressence (1969), Rochas, Monsieur Rochas (1969), Hermés, Èquipage (1970) Gucci, Gucci No. 1 (1974), Amouage, Amouage Gold (1983), Amouage, Amouage Gold Men (1983)

향이 있는 약재는 어디에 쓰는가?

한의원에서 쓰는 향이 있는 약재들이 있다. 정향, 유향, 침향, 사향 등 수십 종류가 있는데 이 중에서 식품으로 사용 가능한 것은 정향, 침향, 팔 각회향, 향유, 회향, 곽향, 사향초로 7개 뿐이다.

정향(丁香)

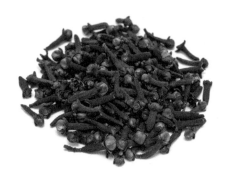

향신료의 일종으로 꽃봉오리 부분이다. 못처럼 생겨서 정향이라는 이름이 붙었다. 한국인들에게는 분명 익숙한데도 충격적인 향이다. 병원에서나 맡을 수 있는 듯한 금속성 냄새가 난다. 독일 맥주 헤페바이젠(Hefeweizen)이나 은단에서 정향의 향을 비슷하게 느낄 수 있다. 모기기피제, 활명수, 카레, 오향장육, 피클, 밀크티 등 다양한 곳에서 사용되고 있다. 성질이 따뜻하고, 맛은 맵고, 독이 없다. 한약재로 사용할 때는 소화기능을 돕거나 배가 아픈 것, 음낭이 아픈 것을 치료하고 비위를 따뜻하게 하며, 술독과 풍독을 없애 여러 가지 종기를 낫게 한다.

팔각회향(八角茴香)

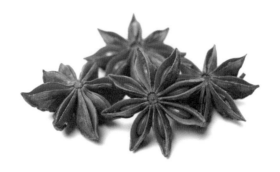

　아시아 남동부에 분포하는, 실제로 팔각 모양의 열매이다. 맛은 맵고 달며, 성질은 따뜻하다. 열매와 열매껍질, 씨 및 잎에 정유 성분이 함유되어 있는데, 이를 스타아니스 오일이라고도 하며 화장품, 주정, 맥주 및 식품 제조에 중요한 원료가 된다. 특히 타미플루의 원료는 팔각회향에도 들어 있는 시킴산에서 비롯된다. 그렇다고 팔각회향을 끓여먹는다고 해서 타미플루와 같은 효능이 나오진 않는다. 복잡한 합성 과정을 통해 시킴산을 타미플루로 합성하는 것이기 때문이다. 레드와인에 시나몬, 생강, 오렌지껍질, 클로브, 팔각회향 등을 넣어 따뜻하게 마시면 좋다. 실제로 프랑스, 독일, 미국 등에서는 우리가 뱅쇼로 알고 있는 음료에 팔각회향을 넣기도 한다. 복통, 구토, 요통, 신경증, 불면 등의 치료에 사용되며 인도 아유르베다에서는 소화불량, 경련성 복통, 이질, 기침, 천식, 안면마비, 류마티스 관절염 등에 사용하고 있다.

향유(香薷)

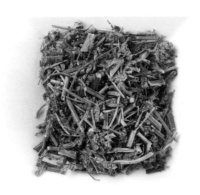

　　우리나라 전국 각지에 널리 분포하는 한해살이풀로, 온 몸에서 강한 향기를 풍긴다. 향여(香茹), 노야지(奴也只), 야소(野蘇), 야어향(野魚香)라고도 불리며, 조선시대의 이두향명(吏頭鄕名)은 노야지(奴也只)였으며 동의보감, 제중신편(濟衆新編), 산림경제 등에는 '노야기'로 수록되어 있다. 열매를 포함한 지상부 모두를 약재로 쓰는데 말린 야개를 물로 달이거나 가루로 빻아 먹는다. 해열, 발한, 여름감기와 오한, 두통, 복통, 구토, 설사를 치료하기 위해 사용한다. 부종, 종기의 치료약으로 환부에 직접 붙이는 등의 치료를 하기도 한다. 휘발성의 정유가 포함되어 있다. 의외로 쉽게 등산을 하다 향유의 향을 맡을 수 있다. 향긋한 박하향 같은 자줏빛 향이 여름의 열기를 뚫고 전해져 온다.

회향(茴香)

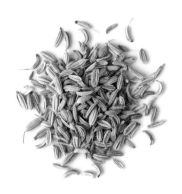

지중해 연안이 원산지로 알려진 미나리과의 쌍떡잎 식물이다. 전 세계적으로 사용되는 본초의 하나로 흔히 펜넬(Fennel)이라고 부른다. 과실 외에도 씨, 줄기, 전초 등이 사용되며 한의학 뿐 아니라 아유르베다에서도 처방하고 있다. 샐러드, 초콜릿 등에 향신료로 사용하기 때문에 서양에서도 익숙한 식물이다. 고기의 잡내와 비린내를 없애는 향신료로 사용하거나, 불필요한 노폐물을 배출하는 역할을 해서 체지방감소 서플리먼트의 주 원료가 되기도 한다. 정유, 플라보노이드, 페놀 화합물, 지방산, 아미노산, 미네랄 및 미량원소로 구성되어 있으며 항산화, 간 보호 작용, 소화제, 건위제, 구충제 등으로 사용해 왔다. 한방에서는 부인과 치료에 사용하기도 한다. 실제로 식물성 에스트로겐이 풍부하게 함유되어 있어 생리불순 치료나 생리통 증상 완화, 갱년기 증상 개선에 도움이 된다. 유럽에서는 산모의 젖이 잘 나오지 않을 때 사용한다.

곽향(藿香)

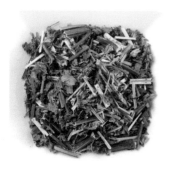

　　콩껍질, 콩잎을 닮아 곽향이라고 한다. 토곽향(土藿香), 배초향(排草香)이라고도 한다. 우리나라 전국의 산에서 자라며, 추어탕, 삼계탕 등에 누린내를 잡기 위해 넣기도 한다. 약성은 맵고 약간 따뜻하다. 복부팽창, 식욕부진, 메스꺼움, 구토, 설사, 소화불량, 옴이나 버짐을 치료하는데 사용되고, 기의 순환을 촉진하는 효능이 있어 전염성 질환-피부진균, 대장균, 이질균, 폐렴균-에 항균작용을 한다. 여름에 곽향을 차로 달여 복용하면 더위를 잊게 하고, 몸이 가벼워지며 소화력이 좋아진다. 이제마 선생이 지은 동의수세보원에 곽향정기산(藿香正氣散) 처방이 나온다.

사향초(麝香草)

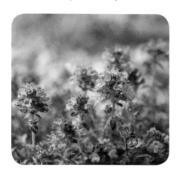

　　사향과 같은 향기로운 냄새가 백리를 간다고 해서 백리향이라고도 한다. 한국, 중국, 일본, 몽골, 인도에 분포하며 성질은 평하고, 맛은 맵고, 약간의 독이 있다. 감기, 두통, 소화불량, 구토, 치통, 습진소양, 창옹종통에 처방한다. 로마시대에는 우울증 치료약으로도 사용했다고 한다. 사향초에 들어 있는 티몰(thymol)이라는 성분은 방부제, 살균제, 구충제, 합성멘톨의 원료로 쓰인다. 약재로도 이용하지만, 향이 워낙 좋고 깊어 관상용으로도 많이 사용한다.

향을 즐긴다는 것

향(香)이라는 한자를 보자. 벼 화(禾)에 날 일(日)로 구성되어 있다. 기장 서(黍)자로 보기도 한다. 벼가 익어가는 나날의 냄새를 표현한 것이다.

침향은 상쾌하면서도 묵직한 향을 내며 탄다. 특히 고온으로 태울수록 더욱 깊고 풍부한 향이 나는 특징이 있다. 향을 글로 표현하는 것이 너무나 어려워 제대로 전해질 수 있을지 모르겠지만 복잡했던 머리가 가벼워지고, 막혀 있던 울혈이 내려가는 듯한 시원하고 그윽한 향기이다. 잔향이 역하지도 않고 은은하게 남는다. 왜 신라시대 귀족들이 의복에 침향 향을 입히고, 평민들에게 사용하지 못하게 했는지 알 것 같다.

시중에서 오리지널 침향을 구해서 향으로 쓰기는 매우 어렵고, 백단향 등과 배합하여 파는 제품이 대부분이지만, 귀한 침향만을 향당에서 태우고 있으면 왜 불경에서 침향을 천상의 향기라고 했는지 단번에 알 수 있다. 주변 공기를 단번에 정화시키고, 몸과 마음에 안정을 가져다주며, 두통이 사라지고 집중력이 깊어지는 느낌을 받을 수 있다.

실제로 향을 즐기는 일본에서 진행된 침향에 관한 연구에서는 창의적 사고를 관장하는 우뇌의 활동을 촉진한다고 보고한 바 있다. 우뇌는 직관, 창의, 예술, 음악, 호기심, 아이디어, 감성을 주관하는 뇌로 알려져 있다.

재미있는 경험을 했다. 더운 한여름 밤, 향당에서 침향을 피우고 있으면 습기로 인한 꿉꿉함은 사라지고, 수많은 풀벌레 소리는 들려오지만 모기와 같은 해충은 절대로 가까이 오지 않는다. 예로부터 침향을 방충 효과로 사용하곤 했는데, 세상에서 가장 비싼 모기약인 셈이다.

침향을 향으로 맡을 때 기대할 수 있는 가장 큰 효능은 체내 기운을 다스릴 수 있는 것이다. 침향 본연의 성질과도 연관되는데, 몸과 마음의 안정, 구토와 기침, 천식, 딸꾹질 등이 진정이 된다. 조선의 왕과 왕족들은 컨디션이 좋지 않다 싶으면 침향을 피우고 심신의 안정을 찾고, 나쁜 기운을 몰아내려고 했다. 고전에서 침향의 기를 내리고 속을 따뜻하게 하는 효능을 그대로 실천한 것이다.

사실 집에서 향을 즐기기는 쉽지 않다. 나 같은 경우에는 진료가 없는 날 한의원 진료실에서 침향(선향이지만)을 태우고 즐기고 있다. 내 동생도 회사에서 향을 피우며 녹차를 마시며 책을 읽으면 그렇게 집중이 잘된다고 한다. 내 조카는 종교도 없는데 절에 가서 향 냄새만 맡으면 그렇게 마음이 안정된다고 한다. 요즘은 워낙 디퓨저, 향수, 등 향을 내는 간편하고 좋은 제품이 많지만, 태우는 향에서만 얻을 수 있는 매력이 있다.

7

침향, 먹어보기 – 성분/효능

맛을 즐긴다는 것
침향의 성분
    1) 테르페노이드
        – 셀리넨
        – 아가롤
        – 아가로퓨란
        – 아가로스피롤
        – 진코-엘레몰
        – 베타 카리오필렌
        – 베타 오이데스몰
        – 델타 구아이엔
    2) 겐콰닌
    3) 쿠쿠르비타신
    4) 망기페린
    5) 헥사데케인
침향의 효능 – 역사적 사용
침향 효능의 사례연구
    1) 신경 안정, 진정, 집중
    2) 항균, 항염
    3) 항산화, 항노화, 그리고 면역
    4) 신장기능 강화

맛을 즐긴다는 것

사실 침향을 단독으로 먹는다는 것은 생각보다 힘들다. 애초에 단독으로 나무의 진을 씹어먹는다는 것이 이상한 이야기기도 하다. 매운 맛, 쓴맛, 떫은 맛이 가장 먼저 느껴지고, 침향의 종류와 수지의 단단한 정도에 따라 다양한 맛과 향을 내기 때문에 뭐라 정의하기가 매우 어렵기도 하다. 특유의 맛과 향 때문에 약재로 사용할 때는 다양한 약재와 함께 배합하여 사용하는 경우가 대부분이다. 물론 추출하는 과정을 거치기도 한다. 물론 단방(單方)으로 처방하기도 하지만, 휘발성이기 때문에 탕액보다는 환이나 가루 형태로 갈아서 복용하는 것이 좋다. 한의사 경력 30년의 나도, 한의원 약탕실에 30년 가까이 근무하는 선생님도, 침향을 들여오는 수입 업체 또한 침향의 맛을 표현해달라고 하면 당황할 수밖에 없다.

침향을 약으로 쓸 때는 지역마다 차이가 존재하긴 하지만, 한중일을 중심으로 한 동아시아 국가들에서는 천식 치료, 항히스타민, 항염, 당뇨 예방, 소화기계질환 개선, 혈액순환 개선, 뇌졸중 예방, 면역력 개선, 신경안정, 스트레스 해소, 눈 건강 개선, 신장기능향상, 췌장 및 갑상선 암 예방, 심근경색 예방 등 매우 다양한 용도로 처방해 왔다. 인도에서는 구토와 구역감 개선, 구강 건강, 심장질환, 천식, 기침 개선, 두통 치유 등의 목적으로 침향을 즐겨 사용해 왔고, 말레이시아에서는 출산 후 코코넛 오일에 침향을 섞어 산후풍을 예방했다고 한다. 인도네시아에서는 관절염, 소화기능 개선, 설사 방지, 모기 퇴치, 상처 치유 등으로도 사용해 왔다. 필리핀에서는 지혈, 말라리아 치료, 피부질환, 놀란 후 진정 등의 목적으로 침향을 먹었다.

자료와 임상은 쌓여 있는데, 침향의 식물화학, 약리학적인 연구에 대해서는 아직 부족한 부분이 많다. 2010년대 들어 약재, 화장품, 향, 향수로서의 침향에 대한 연구가 우리나라는 물론 중국, 이슬람, 인도네시아, 베트남 학자들에 의해 본격적으로 진행되고 있다. 미국과 유럽에서도 활발하다. 특히 성분에 관한 연구는 따라갈 수 없을 정도로 다양하다.

앞에서 진짜 침향, 가짜 침향에 대한 논의가 매우 복잡하고 어려운 문제라고 했는데, 앞으로의 연구 방향에 있어서 산지와 품종 별 성분과 효능에 대한 부분이 조금 더 명확해질 수 있었으면 하는 바람이 있다. 물론 나 역시 내가 할 수 있는 연구를 끊임없이 진행할 예정이다.

침향의 효능에 대해서 본격적으로 들어가기 전에, 고전에서의 침향을 기억해보면 좋을 것이다. 임상을 기반으로 한 한의학 고전에서는 침향의 효능을 "수승화강(水昇火降)"으로 정리할 수 있다. 차가운 기운을 올라가게 하고, 따뜻한 기운은 내려가게 해야 건강이 최적의 컨디션으로 유지될 수 있는 한의학 기본 원리 중 하나이다. 물은 위로, 불은 아래로 내려가는 자연의 법칙에서 유래한 음양오행설에서 나온 용어이다. 우리가 머리는 시원하게 하고, 발은 따뜻하게 하는 일상생활의 건강습관인 두한족열(頭寒足熱) 자체가 사실은 수승화강을 지키고 있는 것이다.

침향은 성질이 따뜻하고 맛은 맵고 쓴 것이 공통된 약성이며 강력한 항균 효능이 있으며 독이 없다.

비(脾), 폐(肺), 신(腎)의 기체(氣滯)로 나타나는 증상을 소통하여 치료하는 약재로, 성질이 통천철지(通天徹地; 천지의 일을 꿰뚫음)하다고 할 정도로 소통력이 강하다. 중약대사전에서는 침향에 대해서 나쁜 기운을 쫓아내고 비뇨 생식기능을 돋워주고 피를 맑게 하고 막힌 기를 뚫고 오장 육부를 보한다고 설명한 바 있다.

그럼 이제 침향에 어떤 성분이 있는지, 그 성분들은 어떤 역할을 하는지 조금 더 자세히 알아보자.

침향의 성분

침향의 성분을 알아보기 전에 침향이 왜 만들어지는지를 다시 한번 떠올려보자. 침향나무가 벼락을 맞거나, 인간이나 동물의 외력으로 상처가 나거나, 곰팡이나 균에 의해 감염이 되거나, 어떠한 방식으로 상처가 나게 되면 그 상처를 치유하고 보호하기 위해 '진액'을 분비해서 '수지'를 만들어낸다. 그 수지가 바로 침향이다. 외부의 공격과 감염에 대비하기 위해 나무 자체가 방어물질을 내뿜는 것이다.

파이토알렉신(Phytoalexin)이라는 개념이 있다. 일반적으로 식물이 침입을 받을 때 식물에 의해 합성, 축적되는 저분자의 '항균성물질'을 말한다. 동물과 달리 식물은 움직일 수가 없기 때문에 무언가를 분비해서 자기를 방어하지 않으면 식충식물이 아니고서야 외부의 공격에 특별히 방어할 수 있는 방법이 없다.

식물 조직이 산출하는 항독성 물질이라고 해서 해로운 것이냐, 하면 그것도 아니다. 외부 세균이 들어온 부분의 세포 성장을 멈추게 하거나, 사멸하게 하거나, 수지를 만들어 치유함으로써 더 이상 다른 곳으로의 감염과 번식, 이동을 제한하기 위한 항균성물질이자 항산화 물질이다. 침향의 성분 대부분이 항균, 항산화 역할을 하는 테르페노이드 계열이다.

기체 크로마토그래피 질량분석법(GC-MS)을 이용하여 침향을 분석해 보면 헥사데칸(hexadecane), 베타셀리넨(β-Selinene), 알파셀리넨(α-Selinene), 알파오이데스몰(α-eudesmol), 베타오이데스몰(β-eudesmol)이 검출된다.

아세톤 추출물을 감화(鹼化)하고 증류시켜 얻은 휘발성 기름에는 벤질아세톤(benzylacetone), p-메톡시벤질아세톤(p-methoxybenzylacetone), 아가로스피롤(agarospirol), 아가롤(agarol)이 검출된다.

균에 감염되어 생긴 침향에는 아가로스피롤, 아가롤, 아가로퓨란(agarofuran), 디하이드로아가로푸란(dihydroagarofuran)이 검출되며, 균에 감염되지 않고 상처 등으로 인해 생긴 침향에서는 셀리넨(selinene) 등 테르펜(Terpenes) 계열의 성분 등이 검출된다.

2016년에 국제 약리학 학회의 공식 저널인 약리학 저널(Journal of Eth-nopharmacology)에서 침향을 본격적으로 다루었는데, 식물에서 추출되는 방향유의 주성분인 세스퀴테르페노이드(sesquiterpenoid) 징코-엘레몰(Jinkoh-elemol), 플라보노이드 계열의 겐콰닌(Genkwanins), 망기페린(Mangiferins), 이리플로페논(iriflophenones), 스테로이드의 일종인 쓴맛을 내는 쿠쿠르비타신(Cucurbitacin), 천연 유기화합물인 테르페노이드(Terpenoids), 페놀산(Phenolic acid) 등이 침향에서 검출되었다고 했다.

침향에는 약 130여종이 파이토케미컬(Phytochemical)이 들어있다고 한다. 추출 방법, 원산지, 침향이 생긴 이유에 따라 추출할 수 있는 파이토케미컬이 다 다르다. 식물성을 의미하는 파이토(Phyto)와 화학을 의미하는 캐미컬(chemical)의 합성어이다. 건강에 도움을 주는 생리활성을 가진 식물성 화학물질이 130여종이나 들어있는 것이다. 파이토케미컬은 결국 테르페노이드 계열에 속한다. 뭔가 다 생소한 물질들이 줄줄이 나와서 머리가 아플 수 있으니 좀 더 간단하게 알아보자.

1) 테르페노이드

"식물유래 복합성분"이라는 단어가 있다. 화장품이나 기능성 원료, 영양제 등에서 쉽게 찾아볼 수 있다. 이 식물유래 복합성분은 "Terpenoid Complex™"라고 표기한다. 테르페노이드가 뭘까?

테르펜(Terpen) 또는 테르페노이드는 생물체가 만들어내는 유기화학 물질 군 중에 가장 큰 그룹의 하나로, 가연성의 불포화 탄화수소이다.

이렇게 말하면 굉장히 어렵지만, 쉽게 말하면 피톤치드를 이루는 주요 물질이 바로 테르펜이다. 식물 스스로 주위 환경과 해충, 미생물, 초식동물에 대해 방어 기능을 갖게 하는 공격성분이다. 항염, 항산화, 항알레르기, 항히스타민 등의 역할을 하는 천연 물질로 생각하면 된다.

테르펜하고 테르페노이드는 뭐가 다를까? 접미사 oid는 닮았다, 비슷하다는 그리스어에 어원을 두고 있는데 테르페노이드는 테르펜과 매우 유사하다고 보면 된다. 테르펜에 산소와 기타 분자가 결합하면 테르페노이드가 되고, 기본 단위인 이소프렌이 연결되는 단위와 탄소 분자수의 차이에 따라 다양한 분류가 시작된다.

리모넨, 시트랄, 멘톨, 리날로올, 장뇌, 제라니올은 꽃과 허브에서 생성되는 휘발성 물질인 '모노테르페노이드'에 속하고, 항산화 작용을 하는 라이코펜, 지아잔틴, 루테인 또한 카로티노이드, '테트라테르펜'이라는 테르페노이드의 일종이다. 인삼 덕분에 잘 알려진 사포닌도 테르페노이드이다. 토코페롤, 감마 리놀렌산 등 역시 지질에서 발견되는 테르페노이드다. 천연 고무에서 추출할 수 있는 라텍스도 '폴리테르펜'이다. 이 정도면 우리가 알고 있는 대부분의 식물유래성분은 테르페노이드라고 봐도 과언이 아닐 정도이다.

우리가 침향과 함께 알아볼 것은 "세스퀴테르펜"이다. 세스퀴테르페노이드라고도 한다.

테르페노이드 중 가장 많은 종류를 차지하고 있는 세스퀴테르펜은 많은 전문가들이 공통적으로 "약과 같은(drug-like) 화학적 효능을 보인다"라고 할 정도로 그 효능과 기대치가 대단하다. 그럼에도 엄청난 구조적 다양성을 보이기 때문에 세스퀴테르팬의 종류가 발견될 때마다 늘어날 수밖에 없다.

다양한 종류의 식물에 적은 양 존재하지만, 일차적으로는 미생물과 곤충에 대한 방어물질로 분비된다고 알려져 있다. 균에 대한 저항성을 강화하는 항염작용을 하고, 인간에게는 항알레르기, 항히스타민, 진경, 뇌세포 보호 등의 효과가 있다. 연구들도 매우 다양하다. 진저, 블랙페퍼, 캐모마일, 클로브, 일랑일랑 등 향이 좋고 깊기로 알려진 식물에 주로 있고, 침향에서도 발견된다.

특히 침향의 구성물질로 알려진 대다수의 성분 역시 테르펜에 속하는 세스퀴테르펜으로 분류될 수 있다. 심지어 검출 방식과 침향 종에 따라 '5~70가지 종류의 세스퀴테르펜이 나왔다' 라는 연구 결과도 있어, 아직 연구방향이 무궁무진하다.

침향에 들어 있는 세스퀴테르펜 몇가지를 알아보자!

셀리넨(Selinene)

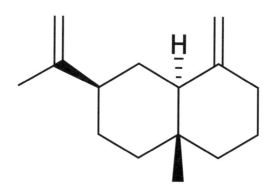

침향에는 알파셀리넨과 베타셀리넨이 모두 들어있다. 셀리넨은 아로마 에센셜 오일 등에도 주로 사용하는데, 항박테리아, 항염, 항산화 등의 작용을 위해 배합하는 경우가 많다. 류마티즘 관절염이나 위장 문제를 해결하려고 먹는 경우도 있다. 한참동안 인기가 있었던 칼라만시(Calamansi) 에도 베타셀리넨이 풍부하게 들어 있다.

특히 침향에는 베타셀리넨이 상대적으로 많이 함유되어 있다. 베타셀리넨은 GC-MS 분석을 통해 성분을 판별할 때 침향 원산지에 따라 수치에서 차이를 보인다.

셀리넨은 1970년대 구아바 잎을 이용한 에센셜 오일을 분석하다가 발견된 성분이다. 자체가 워낙 변덕스럽고 추출 방법에 어려움이 있던 성분이었지만, 류마티즘과 위장 문제를 치료하는데 효능이 있다는 것이 연구를 통해 밝혀졌다.

아가롤(Agarol)

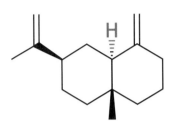

아가롤은 1980년대 침향나무속 연구가 활발히 진행되는 과정에 발견된 새로운 세스퀴테르펜이다. 침향(Agarwood) 종 중 Aquilaria agallocha에 대한 연구를 진행하던 중 발견되었다고 한다. 유기화합물의 기본 골격에 따라 분석해 보면 Agar에 접미사 ol이 붙음으로써 알코올이 들어있다는 것을 추측해볼 수 있다. 아가롤은 셀리넨과 마찬가지로 세스퀴테르펜에 속하여 각종 항균작용에 특화되어 있다.

아가로퓨란(Agarofuran)

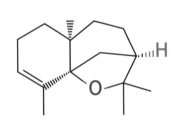

퓨란은 탄소 4개, 산소 1개로 이루어진 심플한 구조다. 나무를 건류해서 얻어진 기름들에서 공통적으로 검출된다. 침향 종 중 Aquilaria malaccensis에서 처음 발견되었다고 하는데, 학설마다 조금씩 차이가 있다.

아가로퓨란은 아가롤과 마찬가지로 침향의 Agar과 furan이 결합된 형태이다. 침향나무를 건류해서 얻어진 기름에서 검출되는 성분으로, 부드럽고 향긋한 특유의 냄새가 난다. 항균, 항염작용을 한다고 알려져 있었다. 최근의 연구들에서는 우리 몸의 면역체계 활성을 줄이거나 억제하는 천연 면역억제제(Natural Immunosuppressive) 역할을 한다는데 주목하고 있다. 스테로이드, 세포증식억제제, 이뮤노퓰린 등 면역억제제라면 강하고 부작용이 우려되는 경우가 많은데, 천연 성분의 면역억제제가 다양한 면역계 질환을 치료하는데 도움이 될 것으로 기대해 본다. 덩달아 아가로퓨란이 후천성면역결핍증(AIDS)를 일으키는 원인 바이러스인 인체면역결핍바이러스(HIV)의 활동성을 억제한다는 효능에 대한 연구도 진행 중이다.

아가로스피롤(Agarospirol)

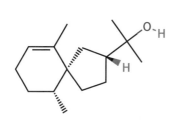

아가로스피롤 역시 세스퀴테르펜의 일종으로, 침향의 고유 향을 내는 주요 성분이다. 분자 프레임이 매우 특이하고 우리나라 사람들에게는 조금 생소한 베티버(vetiver)라는 식물에 많이 들어 있다. 묵직한 나무향 혹은 흙 향이 난다. 동남아시아 국가들에서는 류머티즘을 치료하는데 쓰여왔고, 아로마테라피에서는 혈압 강하제로도 쓰인다. 심신의 안정에 도움이 된다는 다수의 연구결과도 있다. 뿌리의 에센셜 오일로는 샤베트나 달콤한 과자에 향을 넣는데 사용하고, 향수나 비누, 화장품에도 사용된다.

진코-엘레몰(Jinkoh-Elemol)

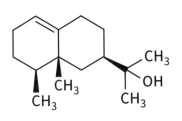

세스퀴테르페놀은 세스퀴테르펜이 알콜과 결합한 형태이다. 엘레몰은 엘레미(Elemi)라는 감암과 식물에서 얻어지는 천연 수지의 주 성분이라 엘레몰이라고 이름 붙여졌다. 진코-엘레몰은 일본어로 침향이 진코이니 침향(수지)에서 얻어지는 엘레몰이라고 생각하면 쉽다. 엘레몰은 톡 쏘는 향을 지녔는데, 이 때문인지 기관지염과 같은 호흡기질환부터 감염상처, 궤양에 이르는 피부염, 신경쇠약과 스트레스 관련 질병에 효능이 있다.

베타 카리오필렌(β-Caryophyllene)

베타 카리오필렌은 대마초, 정향, 로즈마리, 홉 등에서 추출할 수 있는 세스퀴테르펜 중 하나이다. 항균, 살균, 항염 작용을 하는 걸로 알려져 있으며, 중앙아시아 일대에서는 고대부터 통증을 완화하고 발작을 진정시키는 데 정향 등을 사용했다. 흑후추, 오레가노, 바질 등 허브 종류에서 주로 발견되며 침향에도 베타 카리오필렌이 있다. 침향의 톡 쏘는 향을 내는 주 성분으로 알려져 있다.

베타 오이데스몰(β-Eudesmol)

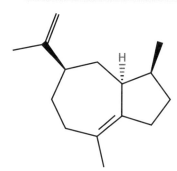

유데스몰이라고도 한다. 침향 이외에도 피톤치드, 창출, 천마에도 함유되어 있는 성분으로, 진통, 혈압강하, 항궤양 등의 효능이 있다. 산림과학원에서는 버섯에 들어 있는 베타 오이데스몰이 항진균, 항종양 효과를 가지고 있다는 것이 밝혀지며, 추출방법의 간편화와 향후 대중화에 관한 후속연구가 진행중이다.

델타 구아이엔(δ-Guaiene)

구아이엔은 팔로 산토(Palo Santo) 나무에서 추출할 수 있는 세스퀴테르펜이다. 대지의 향이 난다고 알려져 있는데, 실제로 광곽향이라고 알고 있는 파출리(Patchouli)에도 구아이엔 성분이 많이 들어있다. 파출리가 많이 생산되는 인도, 인도네시아, 말레이시아 등 동남아시아 일대에서는 방충, 항알러지, 항불안 등의 용도로 약재로 많이 사용한다. 프랑스의 역사가 깊은 비누공방에서는 라벤더와 파출리를 배합하여 항균, 소독 기능이 있는 비누를 제작하고 있다. 주 기능인 항균과 소독은 물론 아로마테라피로 우울감을 완화하고, 정신을 개운하게 하는 느낌을 들게 한다. 실제로 침향을 먹으면 눈이 밝아지고 정신이 개운해지는 느낌을 받는 경우가 있는데, 델타 구아이엔이 바로 그 역할을 하는 것이다.

2) 겐콰닌(Genkwanin)

　겐콰닌은 이름도 생소하지만 항염작용을 하는 '플라보노이드(Flavo-noid)의 일종'이다. 플라보노이드는 식물 유래 폴리페놀 계열의 화합물인데, 우리는 후라보노 껌으로 더 잘 알고 있을지도 모른다. 플라보노를 일본식 발음으로 읽은 것이다. 과일, 채소, 곡물, 나무 껍질, 뿌리, 줄기, 꽃, 와인, 차 등 다양한 식물에 존재하고 인체의 세포-신호 전달(Cell-Signaling) 조절에 관여하는 성분이다. 항산화, 항염, 항암, 항당뇨, 항혈전, 신경보호 등의 효과가 있다고 알려져 있다. 향긋하고 기분이 개운해지는 듯한 향이 나며, 로즈마리, 세이지, 바질 등에 많이 들어 있다. 향으로 즐기기도 하고, 추출하여 식품에 첨가하기도 한다. 겐콰닌은 팥꽃나무(Genkwa Flos.)과 식물에서 주로 발견되어서 이름 붙었다. 항진균, 항말라리아, 항뎅기, 항산화 등에 효능이 있다는 연구가 다수 존재한다.

3) 쿠쿠르비타신(Cucurbitacin)

나는 오이를 별로 좋아하지 않는다. 특유의 쌉쌀한 맛과 자기주장이 분명한 냄새 때문인데 그것이 바로 쿠쿠르비타신이다. 오이는 물론 호박, 참외, 멜론, 수박, 여주의 덜 익은 부분에 포함되어 있는 쿠쿠르비타신은 박과 식물 특유의 스테로이드이다. 특유의 쓴 맛은 역시나 벌레, 세균을 막고 바이러스를 죽이는 역할을 한다. 쿠쿠르비타신에는 A부터 T까지 수많은 변종이 있는데, 세포 독성(cytotoxic)에 관한 특징에 대한 연구들이 활발히 진행 중이다.

침향에도 쿠쿠르비타신이 들어 있다. 트리테르펜에 속하는 쿠쿠르비타신은 항암효과, 간 보호, 항염증, 항균, 항미생물, 구충제, 심혈관질환 예방, 혈당 조절 등 다양한 질병의 예방과 치료에 사용되고 있다.

인도와 사우디아라비아에서는 쿠쿠르비타신과 각종 질병의 연관성에 대해 활발하게 연구하고 있다. 2010년대부터 백혈병, 각종 암, 림프종 등의 진행을 억제하는데 쿠쿠르비타신의 효능에 주목한 연구들이 활발하게 진행중에 있다. 오이 대신 침향을 더 먹어야겠다.

4) 망기페린(Mangiferin)

　　망기페린은 건강식품, 건강기능식품에서 항산화, 항당뇨, 면역조절, 항염, 항균, 항바이러스 등의 효능으로 선호되는 성분이다. 혹시 눈치챈 사람이 있을 수도 있지만 망고(Mango)의 잎과 껍질, 알맹이, 씨앗 등에서 추출되기 때문에 망기페린이라고 이름붙었다. 망기페린은 복부지방을 감소시키고 혈당 수치를 조절하는 생물 활성 성분으로 알려져 있었다. 2010년대 들어 인도 학자들을 중심으로 망기페린과 암(폐, 신장 등) 치료와 신경계 질환의 연구가 본격적으로 진행되고 있다. 망기페린은 수용성이 낮아 식품산업과 의료품 개발의 사용과 발전에 제한이 있었는데, 그 한계가 점점 극복되는 추세이다.

5) 헥사데케인(Hexadecane)

H₃C의 긴 탄화수소 사슬 구조식이 그려져 있고, 양 끝과 중간에 CH₃가 표시되어 있다.

세테인(Cetane)이라고도 하는 포화 탄화수소이다. 닭의 피부에서 나프탈렌과 헥사데케인이 분비되는데, 옛말에 모기에 덜 물리려면 닭과 함께 살아야 한다는 말이 있을 정도로, 모기는 헥사데케인의 냄새를 싫어한다. 한국, 중국은 물론 동남아시아의 습윤한 지역에서 침향을 방충 목적으로 사용하곤 했는데, 과학적인 근거가 여기서 나왔다.

침향의 효능-역사적 사용

불교, 이슬람교, 기독교, 힌두교 등 종교적 차이는 물론 지역적 차이는 있지만 침향을 귀하게 사용해온 공통의 역사는 수천년에 이른다.

중국에서는 소화, 기침, 류마티즘, 고열 등에 진경제, 진통제로 사용해왔다. 인도에서는 설사, 세균성 이질, 구토, 식욕부진, 구강염, 충치, 안면마비, 경련, 관절외상, 골절, 감염, 관절염, 기침, 천식, 두통, 심장혈관과 동맥에 발생하는 질환 등에 침향을 매우 다양하게 활용했다. 한국과 일본에서도 역시 진통, 진경제로서의 침향은 물론 기침, 천식, 복통, 사지마비,

신장계 질환 등에 침향을 처방했다. 물론 향으로도 즐겼다.

필리핀에서는 말라리아와 이질 등 전염병에 사용함은 물론 갑상샘 질환에도 처방했다. 정력제이자 최음제로 침향을 사용했던 것은 신장에 효능이 있기 때문이었다. 말레이시아와 인도네시아에서는 류마티스, 관절염, 이유를 모르는 통증 등을 치료하기 위해 침향을 사용했다. 티벳에서는 불교의 나라답게 신경계와 감정을 컨트롤하는데 침향을 사용했다. 특히 침향이 심장에 좋다고 생각해 마음의 안정은 물론 심장을 보호하는 약재로 사랑받았다.

대략적으로 정리해봐도 진정, 건위, 통기, 소화불량, 신경안정, 식욕부진, 구토, 기관지천식, 정력부족, 신장기능강화, 관절염 등 정말 다양한 목적을 위해 침향이 사용되어 왔다. 특히나 아시아 지역을 중심으로는 진정제(sedative drug)으로 사용되어 왔고, 그 역사가 매우 오래되었다. 현대의학에서도 그 부분에 주목하고 있다.

침향의 효능에 대한 의문은 과학과 의학의 발전과 더불어 그 근거를 더 명확히 하고 있다. 인도와 중국은 물론 유럽과 미국에서도 침향의 성분과 효능에 대한 연구는 분야의 경계를 허물고 진행 중이며, 인도네시아에서는 지속가능한 침향의 관리와 더불어 원산지별 특이사항에 관한 연구와 학술대회를 정기적으로 개최하고 있다. 일본에서는 침향에 들어 있는 성분중 델타 구아이엔에 관한 연구를 본격적으로 진행 중이며, 약으로 먹는 침향과 더불어 향으로 즐기는 침향에 대한 연구 역시 활발하게 진행중이다.

침향 효능의 사례연구

침향의 효능에 대한 연구는 결국 침향의 구성성분에 대한 연구로 귀결된다. 물론 이 과정에서 침향의 고전적 사용과 효능에 대한 과학적인 근거를 밝히는 것이 선결과제이다. 무궁무진한 침향의 효능을 간단히 정리해서 알아보도록 하자.

1) 신경 안정, 진정, 집중

침향 성분과 효능에 관한 연구들을 찾아보면서 공통적으로 발견할 수 있었던 내용을 한 단어로 표현하자면 "natural sedative"이다. 천연 진정제라는 뜻으로 침향의 특징을 가장 명확하게 보여주는 표현이 아닐까 싶다. 더 나아가 "analgesic" 즉 "진통제(painkiller)"로서의 침향은 국가와 종교를 막론하고 공통적으로 사용되어 왔다. 실제로 인도, 중국, 미국, 유럽에서는 향으로 즐기는 침향과 약재로 즐기는 침향 모두 비슷한 효능이 있다는 것에 주목하고 있다.

- 불면증/수면장애 완화(soothe sleep disorder)
- 스트레스 완화(stress relief)
- 항우울(antidepressants)
- 신경 안정(relieve nerve system)

위의 네가지 효능은 침향의 수많은 테르페노이드 성분(베타 카리오필렌, 델타 구아이엔 등)의 작용과 더불어 설명할 수 있다. 아직까지는 침향을 약재로 쓰기보단 향으로 즐길 때(inhalation) 신경 안정과 진정 효과가 증대된다는 연구가 더 많지만, 각 성분에 대한 연구가 당뇨, 신부전, 암, 뇌혈관 등 질병과 질환으로 연계되면서는 향이든 약이든 침향 그 자체의 성분에 주목하는 경향이 강해졌다.

일본 학자들의 연구에서는 진코엘레몰 성분에 주목한다. 물론 동물 실험이라는 한계가 있지만, 심신 안정과 정신 집중에 진코엘레몰이 효능을 보인다는 결과가 도출되었다. 엘레몰은 편백나무에도 들어 있는데, 천연 살균 효능까지 보인다.

아가로스피롤 역시 통증을 완화해 주고, 진정 역할을 하는 성분이라는게 밝혀지면서, 동남아 지역에서 침향을 관절염 통증에 사용해왔던 과학적 근거가 밝혀지고 있다. 또, 신경 안정에 도움을 주고, 우울증 등의 정신의학적 치료를 위한 임상실험 또한 인도에서 진행 중이다. 덩달아 아가로퓨란 성분은 항불안제(anxiolytic)이자 항우울제(antidepressant)로서 처방할 때 금연 치료 효과까지 보인다는 연구가 있어 앞으로가 주목된다.

신경 안정과 집중력에 관한 연구는 뇌 혈관과 뇌 신경전달물질 활성화라는 후속 연구로 이어지고 있는데, 침향의 정유 성분인 델타 구아이엔이 신경 안정을 촉진하는 과정에서 뇌 신경과 관련한 생리활성을 함께 촉진한다는 내용이다. 최면 및 진정효과(hexobarbital)가 있어 수면 시간을 늘리거나 질 좋은 수면을 취하게 하고, 우리 몸의 중심 체온인 직장 온도(rectal temperature)를 적정 수준으로 낮추는 효능까지 있다.

침향의 신경안정과 진정 효능은 침향의 유효성분들(active com-
pounds)을 연구하는 학자들 중 가장 주목하고, 가장 많이 진행된 부분
이다.

2) 항균(antibacterial activity / antifungal activity), 항염(anti-inflammatory activity)

침향 성분에서 나왔던 테르페노이드를 다시 한번 떠올려보자. 동물과
는 달리 움직이거나 외부 공격에 적극적인 방어를 할 수 없는 식물은, 주
위 환경과 해충, 미생물에 대한 공격성분을 내뿜으며 자기 방어 및 치유
를 한다.

고대부터 침향을 사용하던 주 목적은 부식을 막는 것(anticorrosive)
이었다. 방부처리를 위해, 혹은 균을 죽이기 위해 사용해왔던 것이다. 태
국에서는 전통적으로 설사와 피부병을 치료하기 위해 침향을 사용해 왔
다. 현재 진행중인 수많은 연구들에 따르면 리날롤, 오이데스몰, 진코엘
레몰, 아가로스피롤 등 침향의 구성 성분이 주로 항균, 항염 효능을 발휘
하는 것으로 나타났다. 사실 세스퀴테르펜 대부분이 같은 효능을 보인다.

항균과 항염은 면역과도 깊은 관계를 가진다. 면역은 우리 몸이 외부
에서 들어오는 병원균에 스스로를 보호하는 방어 시스템이다. 몸 속에 들
어온 병원균에 대항하는 항체를 생산하여 독소를 중화하거나, 균을 죽여
다음에는 그 병에 걸리지 않도록 되는 상태를 유지하는 것이 소위 면역력
이 높다고 말한다.

침향을 연구하는 학자들이 단순히 항균, 항염과 관련한 연구에서 그치지 않고 항산화, 항암, 항진균, 항당뇨, 간기능 개선 등과 같은 약리학적 효능에 대한 심화 연구로 발전하는 것도 다 여기에 이유가 있다고 본다. 침향 유래의 플라보노이드와 테르페노이드가 과도한 염증반응을 억제하며 면역계 관련 질환의 개선 효과를 보이는 임상실험도 진행 중이다.

3) 항산화(antioxidant activity), 항노화(anti-aging) 그리고 면역(immunity)

다크 초콜릿을 매일 적당량 먹어도 된다는 합리화를 하게 해 주는 성분인 폴리페놀. 활성산소에 노출되어 손상되는 세포와 효소를 보호하는 폴리페놀은 다양한 질병에 대한 위험도를 낮추는 항산화, 항노화 능력을 가진다. 식물의 자기보호물질인 플라보노이드는 폴리페놀의 한 종류이다. 참고로 안토시아닌, 이소플라본, 카테킨, 사포닌 등도 폴리페놀에 들어간다.

항산화라는 것은, 산화의 억제이고, 세포의 노화에 대항하는 것을 말한다. 활성산소(Free Radical)은 몸에 필요 없는 여분의 산소를 말하는데, 노화와 각종 질병의 원인이 된다. 우리가 항산화, 항노화, 면역을 같은 카테고리로 볼 수 있는 이유 역시 우리가 본래 지니고 있는 항산화 능력과 면역 능력을 같은 개념에서 파악할 수 있기 때문이다. 비타민C, 비타민E, 베타카로틴, 셀레늄, 폴리페놀 등이 대표적인 항산화 물질이다.

침향의 성분 중 겐콰닌과 망기페린은 이 플라보노이드 중 하나이다.

항산화는 물론 항노화 작용을 하는데, 국내에서는 피부 미백(멜라닌 생성 억제) 및 주름 개선(콜라겐 합성 능력 증가)에 관한 연구는 물론 폴리페놀 생성을 촉진하고, 사이토카인 생성을 조절하여 염증을 억제하는 침향의 효능에 관한 연구가 진행되었다.

또, 면역을 담당하는 혈액, 림프, 결합조직에 있는 백혈구의 하나인 대식세포(macrophage)의 활성화와 관련하여 침향성분인 플라보노이드, 셀리넨, 오이데스몰 등의 약리학적 연구도 활발히 진행 중이다. 대식세포가 활성화된다는 것은, 병원체와 노화 세포의 흡수 및 분해가 활발해진다는 것이며, 이는 면역 활성 증가의 지표 즉 면역력 강화로 볼 수 있다.

4) 신장기능 강화

신장(腎臟)은 콩팥이다. 배의 등쪽에 강낭콩 모양의 주먹만 한 크기로 두 개 있다. 노폐물을 배설하고 전해질 대사 등 체내 항상성을 유지, 혈압 유지, 호르몬 생산 등의 기능을 한다. 신장 이상 증상은 이정도면 피곤해서 그런거 아닌가? 할 정도로 작은 증상부터 투석이 없으면 살아갈 수 없는 상태까지 엄청나게 다양하다.

한의학의 오장육부에서 간장, 심장, 비장, 폐에 이어 '신장'이고, 특히 신장의 기운이 장수의 핵심으로 본다. 신장의 정기는 원기(元氣)의 근본으로, 신장 뿐 아니라 부신, 고환을 포함한 비뇨생식기 전부와 성 호르몬을 비롯한 각종 호르몬을 모두 합한 개념으로 방광, 뇌, 허리, 생식기, 뼈, 치아, 귀, 머리카락 등까지 신장계통에 포함시켜 생각한다. 신장이 약하다고 하면 에너지를 저장하는 시스템 자체에 문제가 생겼거나, 저장된 에너지가 고갈되어 피로하고 허한 상태까지 포괄한다고 생각하면 쉽다.

베타 셀리넨은 항산화 작용을 하는 테르페노이드로, 신장의 염증 완화에 기여한다는 연구결과가 있다. 노폐물을 걸러주는 역할을 서포트 하여 셀리넨은 워낙 류마티즘, 위장질환을 치료하는데 사용되고 있기 때문에, 침향에 있는 베타 셀리넨 성분에 대한 연구가 좀 더 본격적으로 진행 중이다. 신장에 염증이 사라진다는 것은 연관된 장기와 체내 항상성이 모두 정상으로 유지될 수 있도록 도와준다는 뜻이다.

실제로 만성 신부전증 환자에게 침향추출물을 이용하여 치료할 때 호흡곤란, 두통, 복통, 식욕 부진 증상이 호전되는 연구결과가 있었다. 아직 동물 임상 단계여서 조심스럽긴 하지만, 당뇨와 침향의 상관관계 역시 활발히 진행 중이다.

8

침향, 깊이보기 – 처방

한의원의 3대 보약 – 경옥고, 청심원 그리고 공진단
황제가 먹는 보약, 공진단
공진단의 근원을 찾아가보자
동의보감의 침향 처방 이야기

한의원의 3대 보약- 경옥고, 청심원 그리고 공진단

3대 보약이란 말은 누가 지었을까? 그렇다. 내가 처음 시작했다.

동의보감에 처방의 개수를 세다 보면 수백 개가 훌쩍 넘어간다. 그 중에서 최고의 보약으로 자리잡으려면 몇 가지 조건이 필요하다.

첫번째, 이름이 좋아야 한다.

"이번에 한의원에서 '용뇌계소환'을 처방받았는데…" "한방병원에 근무하는 처남이 약을 지어왔는데 이름이 '가감서각지황탕'이라고…" 발음하기가 어렵거나 한번 듣고 다시 되물어야 하는 이름은 머리속에 오래 남기가 어렵다.

두번째, 처방이 단순해야 한다.

공진단은 녹용, 당귀, 사향, 산수유가 기본처방이다. 경옥고는 지황, 인삼, 복령, 꿀이다. 사물탕은 숙지황, 백작약, 천궁, 당귀가 끝이다. 그래도 그 어느 복잡한 약보다 효과가 있다.

세번째, 먹고 효과를 봐야 다시 복용하게 된다.

아무리 좋다는 약도 먹고 효과가 없으면 그건 나에게 맞는 좋은 약이 아니다.

네번째, 자신의 효과를 다른 사람에게 설명할 수 있어야 한다.

스토리가 만들어져야 한다. 단순히 "먹고 좀 나아졌어" 보다는 "수면

제나 세로토닌 영양제를 그렇게 먹어도 소용이 없더니만 한약 좀 먹었다고 잠들기까지 불편했던 것이 사라져서 기존보다 더 푹 잘 수 있게 되었어"와 같은 스토리가 있으면 훨씬 좋다.

다섯번째, 대중들이 이미 처방이름을 알고 있어야 한다.

청심원, 쌍화탕, 경옥고, 공진단 등은 다들 알고 있다. 그리고 그 처방이 어떤 증상에 쓰여지는지 역시 알고 있다. 청심원은 중풍, 심장질환, 화병 등에 쓰이는 것이고 구급 상비약이다. 쌍화탕은 감기, 몸살, 피로에 쓰이는 것이고, 경옥고는 여성에게 제일 좋은 보약이어서 생리통, 임신과 산후풍, 갱년기 증상에 쓰인다. 공진단은 보약 중에 제일 비싸고 좋은 것인 줄 안다. 피로회복, 원기증진에 쓰인다.

경옥고, 청심원, 공진단을 좀 더 자세히 알아보자.

생정보기(生精補氣)의 명약, 경옥고(瓊玉膏)는 생지황, 인삼, 백복령, 백밀 등을 넣어 달여 만드는 보약이다. 경은 아름답고 붉은, 옥은 구슬, 고는 장시간 고아낸 점도가 높은 약물의 형태를 말한다. 더 나아가면 붉다는 것은 생명, 생동감, 건강한 상태, 옥은 구슬처럼 소중한 생명을 말한다. 황제(黃帝)가 곤륜산(崑崙山)에서 나오는 꿀과 같은 옥액을 먹어 영생을 얻었다는 전설에서 경옥고는 시작한다. 동의보감의 경옥고 내용을 한번 살펴보자.

정을 채우고 수를 보하며 진기를 고르게 하고 성을 기르고, 노인을 아이로 돌아오게 하고 모든 허손을 보하고 온갖 병을 없앤다. 온갖 신이 모두 충족되고 오장의 기가 차고 넘쳐 백발이 검게 되고 빠진 치아가 다시 나며 걸음걸이가 달리는 말처럼 빠르게 된다. 하루에 몇 차례 먹으면 하루종일 배고프거나 갈증나지 않으니 그 효과를 이루 다 말할 수 없다. 이 약을 5제로 나누면 반신불수가 있는 5명을 구할 수 있고, 10제로 나누면 노채가 있는 10명을 구할 수 있다. 만약 27년 동안 먹으면 360살까지 살 수 있고, 64년 동안 먹으면 500살까지 살 수 있다. 생지황 16근(찧어서 즙을 짜낸 것), 인삼(곱게 가루 낸 것) 24냥, 백복령(곱게 가루 낸 것) 48냥, 꿀(졸여 찌꺼기는 없앤 것) 10근. 이 약들을 고르게 반죽하여 사기 항아리 안에 넣고 기름종이 5겹과 두터운 베 1겹으로 항아리의 입구를 밀봉한다. 이것을 구리로 만든 솥에 넣고 물 속에 매달아 항아리의 입구가 물 밖으로 나오게 한다. 뽕나무 장작으로 3일 밤낮을 달이되, 솥 안의 물이 줄어들면 따뜻한 물을 보충한다. 3일이 되면 꺼내어 다시 납지로 항아리 입구를 밀봉하고, 우물 안에 하루 밤낮을 담근다. 그리고 꺼내어 다시 첫번째 솥에 넣고 하루 밤낮을 달여서 수기를 뺀 후 꺼내어 쓴다. 먼저 약간을 꺼내어 천지신에게 제사 지낸 후에 1-2숟가락씩 따뜻한 술에 타서 먹는다. 술을 먹지 못하는 사람은 끓인 물에 타서 하루에 2-3번 먹는다. 여름철 더울 때는 시원한 곳에 두거나 얼음 속에 저장하거나 땅속에 묻는다. 반드시 닭이나 개소리가 들리지 않는 고요한 곳에 두고, 부인이나 상복을 입은 사람이 보지 못하도록 한다. 이것을 만들 때 처음부터 끝까지 철로 된 그릇은 사용하지 않는다. 복용할 때는 파, 마늘, 무와 식초 같은 신 것 등은 피한다. 《입문》

填精補髓, 調眞養性, 返老還童, 補百損, 除百病. 萬神俱足, 五藏盈溢, 髮白復黑, 齒落更生, 行如奔馬. 日進數服, 終日不飢渴, 功效不可盡述. 一料分五劑, 可救癱瘓五人. 一料分十劑, 可救勞瘵十人. 若二十七歲服, 起壽可至三百六十. 若六十四歲服, 起壽可至五百年. 生地黃 十六斤(搗絞取汁), 人參(細末) 二十四兩, 白茯苓(細末) 四十八兩, 白蜜(煉去滓) 十斤. 右和勻, 入磁缸內, 以油紙五重, 厚布一重, 緊封缸口. 置銅鍋內, 水中懸胎, 令缸口出水上. 以桑柴火煮三晝夜, 如鍋內水減, 則用煖水添之. 日滿取出, 再用蠟紙緊封缸口, 納井中浸一晝夜. 取出再入舊湯內煮一晝夜, 以出水氣, 乃取出. 先用少許, 祭天地神祇, 然後每取一二匙, 溫酒調服. 不飮酒白湯下, 日進二三服. 如遇夏熱, 置陰涼處, 或藏氷中, 或埋地中. 須於不聞雞犬聲幽淨處, 不令婦人, 喪服人見之. 製時終始勿犯鐵器. 服時忌食葱·蒜·蘿葍·醋酸等物.《入門》

청심원(淸心元)은 송나라 의서인 증주태평혜민화제국방(增註太平慧民和劑局方)에 소개되어, 고려 때 전해졌다고 한다.

동의보감에는,

심기가 부족하고 신지가 안정되지 못하여 감정이 일정하지 않거나, 전광으로 정신이 혼란한 것 등을 치료한다	治心氣不足, 神志不定, 喜怒無時, 或發癲狂, 精神昏亂等證
졸중풍으로 인한 인사불성, 담연이 막힌 것, 정신이 희미한 것, 말하지 못하는 것, 구안와사, 손발을 못쓰는 증상을 치료한다. 산약 7돈, 감초(볶는다) 5돈, 인삼 · 포황(볶는다) · 신국(볶는다) 각 2.5돈, 서각 2돈, 대두황권(볶는다) · 육계 · 아교(볶는다) 각 1.75돈, 백작약 · 맥문동 · 황금 · 당귀 · 방풍 · 주사(수비한다) · 백출 각 1.5돈, 시호 · 길경 · 행인 · 백복령 · 천궁 각 1.25돈, 우황 1.2돈, 영양각 · 사향 · 용뇌 각 1돈, 웅황 8푼, 백렴 · 건강(습지에 싸서 굽는다) 7.5푼, 금박 120장(40장은 우황청심원의 겉에 입힌다), 대추 20개(찌고 살을 바른 뒤 갈아서 고약으로 만든다). 앞의 약을 가루내고, 여기에 대추 고약에 졸인 꿀을 넣고 고루 섞은 것 1냥으로 10알을 만들고 금박을 입힌다. 1알씩 따뜻한 물에 먹는다. 《의감》	治卒中風, 不省人事, 痰涎壅塞, 精神昏憒, 言語蹇澁, 口眼喎斜, 手足不遂等證. 山藥 七錢, 甘草(炒) 五錢, 人參 · 蒲黃(炒) · 神麴(炒) 各二錢半, 犀角 二錢, 大豆黃卷(炒) · 肉桂 · 阿膠(炒) 各一錢七分半, 白芍藥 · 麥門冬 · 黃芩 · 當歸 · 防風 · 朱砂(水飛) · 白朮 各一錢半, 柴胡 · 桔梗 · 杏仁 · 白茯苓 · 川芎 各一錢二分半, 牛黃 一錢二分, 羚羊角 · 麝香 · 龍腦 各一錢, 雄黃 八分, 白斂 · 乾薑(炮) 七分半, 金箔 一百二十箔(內四十箔爲衣), 大棗 二十枚(蒸取肉研爲膏). 右爲末, 棗膏入煉蜜和勻, 每一兩作十丸, 金箔爲衣, 每取一丸, 溫水化下.《醫鑑》

불안을 해소하고 긴장을 완화하기 위해 먹는 우황청심환은 원래는 중풍약으로, 발작 혹은 졸도한 사람에게 처방하는 응급처치용이다. 중국처방은 우황청심환, 조선의 처방은 우황청심원이라고 생각하면 쉽다.

공진단은 어디서 시작하나? 중국 원나라에서 시작한다. 3대를 이어온 위역림이라는 명의가 황제에게 바쳤다고 해서 스토리가 완성이 되었다. 좀 더 자세히 알아보자.

황제가 먹는 보약, 공진단

간을 좋아지게 하는 대표적인 한약이 공진단(拱辰丹)이다. 골프 잘 치게 하는 한약으로 유명하다. 라운딩 돌기 전에 공진단을 먹으면 다섯타는 줄인다는 이야기도 있다. 일리가 있는 말이다.

공진단은 이름부터가 참 귀하다. 공(拱)은 '공손하게 두 손을 마주잡는다', 진(辰)은 '북두칠성'이라는 뜻이다. 논어 위정편에 나온다.

> 덕으로 정치하는 것은 비유하면 북극성이 있어 모든 별이 그 주위로 돈다는 뜻이다.　爲政以德, 譬如北辰, 居其所而衆星共之.

중국 원나라 때 위역림(危亦林)라는 명의가 있었다. 지금의 강서성 남풍 지역에서는 이름난 의학자였는데, 어느 날 황제가 그 소문을 듣고 황실로 오라고 초청을 하였다. 그러나 환자가 많아 자리를 비우고 갈 수가 없었고, 무례를 범할 수도 없어서 고민에 고민을 거듭하다가 온갖 정성을 다해 약을 지어 보냈는데 그것이 바로 공진단이었다.

이 처방은 후에 자신이 저술한 세의득효방(世醫得效方)에 기술되어 있다. 황제가 불렀다는 이야기는 학교 다닐 때 교수님에게 들은 이야기인데 어디서 나온 이야기인지 문헌을 찾아보는데 나오지 않는다. 내가 들은 것도 30년 전이라 어쩌면 구전으로만 내려오는 전설 같은 이야기인지 모르겠다.

동의보감에 공진단은,

남자가 장년이 되었는데 진기가 오히려 약한 것은 원래 약하게 타고난 것이지 허해져서 그런 것은 아니다. 그러므로 함부로 조(燥)한 약을 쓸 수는 없다. 또, 기르고 보하는 약은 아주 많으나 약 기운이 약하여 효과를 보기 어렵다. 다만 천원(天元)의 기를 튼튼하게 하여 수승화강이 되면 오장이 저절로 편안하고 온갖 병이 생기지 않을 것이니 이 처방으로 치료한다. 녹용(연유를 발라 굽는다) · 당귀 · 산수유 각 4냥, 사향 5돈(따로 간다). 이 약들을 가루내고 술을 넣은 밀가루 풀로 반죽하여 오자대로 환을 만든다. 따뜻한 술이나 소금물에 70~100알씩 먹는다. 《득효》

凡男子方當壯年而眞氣猶怯, 此乃稟賦素弱, 非虛而然. 借燥之藥, 尤宜速戒. 滋益之方, 群品稍衆, 藥力細微, 難見功效. 但固天元一氣, 使水升火降, 則五藏自和, 百病不生, 此方主之. 鹿茸(酥灸) · 當歸 · 山茱萸各四兩, 麝香 五錢(另研). 右爲末, 酒麴糊和丸梧子大. 溫酒或鹽湯下七十丸至百丸. 《得效》

이렇게 한번 처방이 나온 뒤에 후세 사람들이 만들어봐서 효과가 있으면 계속 만들어지는 것이다. 공진단의 처방은 허준의 동의보감, 이제마의 동의수세보원에도 그 효능을 인정하여 계승되고 있다.

　보약이라고 하면 녹용, 인삼 등을 떠올리게 된다. 그 중 대표 약재인 녹용은 수컷 사슴의 뿔을 말하는 것이다. 사슴의 많은 부위 중에 왜 뿔을 쓰는 것일까? 뿔은 특별한 동물만 가지고 있는 것으로 한의학에서는 서각(犀角, 코뿔소의 뿔). 수우각(水牛角, 물소의 뿔), 영양각(羚羊各, 영양의 뿔), 녹용(鹿茸, 사슴의 뿔) 등을 사용한다. 이는 머리 위로 치솟는 강한 기운을 섭취하고자 하는 의도에서 시작된 것이다. 옛날 사람은 약재의 모습과 기미만 보고 약을 썼는데, 현대에 와서 연구실에서 실험해보니 정말 좋은 성분이 많이 발견된다는 것이다. 녹용은 위로 올라갈수록 품질이 좋고 약효도 탁월하다. 성분을 분석해보면 아미노산, 칼슘, 콜라겐, 콘드로이친, 글루코사민, 히알루론산, 강글리오사이드, 판토크린 등의 약리성분이 들어 있다. 녹용에 대해 더 궁금한 사람은 이경제는 왜, 녹용에 대한 책을 이렇게까지 자세하게 쓰는가?를 읽어보면 좋다.

　공진단의 기본 처방은 녹용, 사향, 당귀, 산수유에 한의사들이 자기 임상경험을 추가하여 침향, 목향 등의 한약재를 더 넣는 것이다. 희한하게도 사상체질에게 필요한 처방이 골고루 다 있다. 사향은 혈액순환을 좋게 하고, 녹용은 원기를 회복시킨다. 산수유는 신장을 강하게 하는 작용을 하며 당귀는 보혈작용을 하고 진정효과가 있다. 공진단은 지금까지도 명성이 전해오는 그야말로 명불허전의 보약이다.

공진단의 근원을 찾아가보자

공진단을 기록한 한의학 문헌은 많다. 최근의 기록부터 거슬러 올라가면 별초단방 (1927), 의감중마 (1922), 동의수세보원 (1901), 방약합편 (1884), 의종손익 (1868), 여과지장 (1724), 진우신방 (출간연도 모름), 의원거강 (출간연도 모름), 동의보감 (1610), 향약집성방 (1433), 보제방 (1390), 세의득효방 (1345), 위씨가장방 (1227), 여과백문 (1220), 그리고 최초의 문헌인 시제백일선방 (1196)이 있다.

그럼 지금의 공진단은 시제백일선방(是齋百一選方)을 지은 북송 왕구(王璆)가 만든 처방일까. 제일 처음 만들었다고 보기에는 약을 써본 경험들이 집약되고 내용이 완성되어 있다. 완성도가 높다는 것은 최초가 아닐 가능성이 많다.

남자가 바야흐로 장년이 되었는데 진기가 오히려 약한 것은 선천적으로 약한 것이다. 허쇠 때문이 아니다. 마른 성질의 약을 사용하여 생기는 일을 마땅히 경계해야 한다. 이를 편하게 음기가 많아서 궐역한 것으로 보고 계속 치료하면 큰 병이 여기서 스스로 생겨난다. 더하고 보태는 약은 많으나 약의 힘이 작고 미미하여 효험을 보기 어렵다.

다만 근원의 기운을 굳세게 하고 수승화강이 잘 되도록 하면 오장이 스스로 조화를 이루어 백병이 발생하지 않는다. 공진단이 치료한다. 손림의 처방에 갈승상의 부인이 젊었을 때 복용하여 효험이 있었다.

夫方當壯年而眞氣猶怯, 此乃稟賦素弱, 非虛衰而然也, 僭燥之葯尤宜速戒, 勿謂厥逆便云陰多, 如斯治之, 不惟不能愈疾, 大病自此生矣. 滋益之方, 群品稍眾, 藥方微細, 難見功效.

但固天元一氣, 使水升火降, 則五臟自和, 百病自去, 此方主之. 行在孫方, 葛丞相婦人少年時服之果效

녹용소(털을 없애고 굽는다), 산수유(신선하고 육이 많으며 붉고 광택이 나는 것), 천당귀(흙을 씻는다) 각각 4냥에 사향 반냥을 혼합하여 술과 함께 찐 후 밀가루풀을 사용하여 오동나무열매와 같은 사이즈로 환을 지어 매번 50알 내지 100알씩 따뜻한 술과 소금물로 복용한다.

鹿茸酥(炙, 去毛皮用) 山茱萸(新好, 有肉, 紅潤者) 川當歸(洗去土, 各四兩) 麝香(半兩, 別硏) 上三件爲末, 入麝香拌勻, 酒煮, 面糊爲丸, 如梧桐子大, 每服一百粒, 或五十粒, 溫酒, 鹽湯下.

시제백일선방에서 "行在孫方, 葛丞相婦人少年時服之果效(행재손방, 갈승상부인소년시복지과효)"가 인상적이다. "손림의 처방에 의하면 갈승상의 부인이 어린 시절에 복용하고 효과를 보았다." 그 시절에 갈승상하면 누구나 알았겠지만 지금에 와서는 누군지도 알 수가 없다. 하지만 당시 유명인을 빌어 이야기를 한다. 마치 헐리우드 스타가 먹는 약이야. 그러니 참 좋은 약이겠지 하는 느낌이다. 효과를 보았다는 간단한 일화를 들어 공진단을 강조한 듯이 보인다. 그렇다면 이미 왕구가 저술하기도 전에 공진단의 처방이 알려져 있어 효험을 보았다는 이야기다. 그리고 손림의 처방으로 갈승상의 부인이 좋아졌다는 것은 오직 이 책에만 남아있기 때문에 이야기를 전해 들었는지 손림의 저서를 읽고 참고했는지도 알 수 없다.

무엇보다 문장의 흐름이 매끄럽다. 성인이 되었는데도 약한 것은 허약한 것이 아니다. 조한 약을 쓰면 안되고 음기가 많은 것으로 보고 치료하면 안된다. 근원의 기운을 지키고 수승화강을 해야 오장이 조화로워진다. 군더더기가 없고 깔끔하지 않은가. 그래서 이후에 나오는 대다수의 기록이 이 문장에서 벗어나지 않는다.

그런데 공진단이 기록된 최초의 문헌에 손림의 공진단 처방으로 효험이 있었다고 하면 그 시절에 이미 이 처방이 유명했다는 이야기가 아닐까. 이렇게 세 번만에 병을 고치는 대단한 분이 공진단으로 갈승상의 부인을 치료한 것이다. 갈승상의 부인이 어린시절 공진단을 써서 효험을 봤다. 손림은 어떤 분인가. 본초강목에 두가지 일화가 전해진다. 아쉽게도 전해들은 이야기이다.

방원영(龐元英)의 담수(談藪)에 장지합(張知閣)이 오랫동안 학질을 앓아 열이 불처럼 났고, 1년 뒤에는 뼈만 앙상하게 남았다. 의원이 녹용과 부자 등의 여러 가지 약을 쓰자 열이 더욱 심하였다. 그러자 의관인 손림(孫琳)을 불러 진찰하였다. 손림이 소시호탕(小柴胡湯) 1첩을 투여하자 열이 10분의 9 정도 줄었고, 세 번 복용하자 열이 다 빠져나갔다. 손림은 "이는 노학(勞瘧)으로 열이 골수를 따라 빠져나가는데 강한 약제를 더하면 기혈이 더욱 손상되니 어찌 야위지 않을 수 있겠습니까."고 하였다. "열이 피부에 있거나, 장부에 있거나 골수에 있을 때는 시호가 아니면 치료가 불가하다. 만약 은주에서 나는 시호를 얻으면 한 번만 복용해도 되고, 남쪽 지역의 것은 효력이 줄어드니 세 번 복용하면 효과가 난다."고 하였다. 시호(柴胡)는 미나릿과에 속하는 식물로 뿌리를 약용으로 사용한다.

애죽담수(愛竹談藪)에 송나라 영종(寧宗)이 군이던 시절에 임병을 앓아 하루에 소변을 300차례나 보았다. 국의들이 속수무책이었는데, 혹자가 손림(孫琳)을 천거하여 치료하게 하였다. 손림은 증병, 마늘, 담두시 세 가지를 찧어 환약을 만든 다음 따뜻한 물로 30환을 복용하게 하였다. 손림이 말하기를 '오늘 세 번 복용하면 병이 3분의 1이 줄어들고, 내일도 그러하며, 3일째에는 병이 제거됩니다.'라고 하였다. 시간이 지나자 과연 그러하여 천금을 하사받았다. 혹자가 어떤 방법을 써서 병을 고쳤는지를 묻자 손림은 '어린 아이가 무슨 까닭으로 임병이 있겠는가. 다만 소변이 잘 나오지 않았을 뿐인데, 세 가지는 모두 소변을 잘 나오게 할 수 있을 따름이다.'고 하였다. 손림과 같은 자가 있다면 함께 의학에 대해 말할 만하다.

"무슨 병을 세 번만에 다 치료한다." 이런 선배들이 계셔서 뒤에 태어난 사람들은 힘이 든다. 하루에 소변을 삼백번 보면 잠도 안자고 5분에 한번씩 화장실을 간다는 건데 굳이 갈 필요가 있을까. 어쩌면 하루에 천번을 간다고 하고 싶었지만 도저히 계산이 안나와 삼백번으로 줄였을 것이다. 중국스러운 말이다. 이야기가 전해지면서 점점 규모와 과장이 커지는 모양이다. 나도 한의대 다닐 적에 동료들과 같이 이런 전설들을 많이 접해봤다. 침 한방에, 약 한모금에, 약 달이는 향기를 맡고 십년 간 (대부분 십년 정도 아팠다) 앓던 질병이 뚝 떨어진다.

하지만 800년 전의 고문서에 나와 있는 문장을 근거로 한의원에서 아이들에게도 자신 있게 처방할 수 있다.

동의보감의 침향 처방 이야기

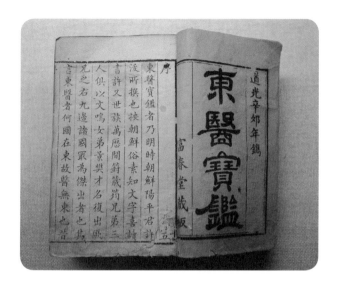

기림으로 아랫배가 불러오르는 것을 치료한다. 동규자 · 적작약 각 7.5돈, 침향 · 석위 · 활석 · 왕불유행 · 당귀 각 5돈, 진피 · 청피 · 목향 · 감초 각 2.5돈. 이 약들을 가루 내어 2돈씩 보리 달인 물에 타서 빈속에 먹는다.《입문》

內景篇卷之四 > 小便 > 淋病有五 > 氣淋 > **沈香散(침향산)**
治氣淋, 小腹脹滿. 葵子 · 赤芍藥 各七錢半, 沈香 · 石韋 · 滑石 · 王不留行 · 當歸 各五錢, 陳皮 · 靑皮 · 木香 · 甘草 各二錢半. 右爲末, 每二錢, 空心, 以大麥煎湯調下.《入門》

비위가 허하여 배가 불러 오르면서 아픈 것을 치료한다. 곽향 1돈, 정향 · 백단 · 목향 · 백두구 · 사인 · 반하국 · 육계(매운 것) · 오약 각 7푼, 감초(구운 것) 5푼, 인삼 · 침향 각 3푼. 이 약들을 썰어 1첩으로 하여 생강 3쪽, 대추 2개를 넣어 물에 달여 먹는다.《직지》

外形篇卷之三 > 腹 > 腹痛有六 > 寒腹痛 > **沈香磨脾散(침향마비산)**
治脾胃虛寒, 腹中脹痛. 藿香 一錢, 丁香 · 白檀 · 木香 · 白豆蔲 · 縮砂 · 半夏麴 · 辛桂 · 烏藥 各七分, 甘草(灸)五分, 人參 · 沈香 各三分. 右剉, 作一貼, 入薑 三片, 棗 二枚, 水煎服.《直指》

기체로 옆구리가 찌르듯이 아프고 흉격이 막힌 것을 치료한다. 강황·진피·감초 각 1돈, 삼릉과 봉출(함께 잿불에 구운 것)·익지인·후박 각 7푼, 백출·자소엽·향부자·신국·맥아·오약 각 5푼, 인삼·가자·대복피 각 2.5푼. 이 약들을 썰어 1첩으로 하여 물에 달여 먹는다. 《단심》

外形篇卷之三 > 脇 > 脇痛有五 > 氣鬱脇痛 > **沈香降氣散(침향강기산)**

治氣滯, 脇肋刺痛, 胸膈痞塞. 薑黃·陳皮·甘草 各一錢, 三稜·蓬朮(幷煨)·益智·厚朴 各七分, 白朮·紫蘇葉·香附子·神麴·麥芽·烏藥 各五分, 人參·訶子·大腹皮 各二分半. 右剉, 作一貼, 煎服. 《丹心》

중풍으로 담이 성한 경우를 치료한다. 담을 없애고 비를 깨우며, 기를 조화롭게 하고 심을 보한다. 부자(습지에 싸서 굽는다) 1개, 침향(부자와 같은 양), 인삼 5돈, 반하(법제한다) 2돈, 남성(습지에 싸서 굽는다) 1돈. 이 약들을 거칠게 가루내어 3돈씩 물 2잔에 생강 10쪽을 넣어 1잔이 될 때까지 달여서 빈속에 먹는다. 《자생》

雜病篇卷之二 > 風 > 痰涎壅盛 > **沈香半夏湯(침향반하탕)**

治中風痰盛. 去痰醒脾, 和氣益心. 附子(炮) 一隻, 沈香(與附子等分), 人參五錢, 半夏(製) 二錢, 南星(炮) 一錢. 右爲麤末, 每三錢, 水 二盞, 薑 十片, 煎至一盞, 空心服. 《資生》

비위가 허한(虛寒)하여 명치가 아프거나 곽란토사가 있거나, 하초의 양허로 배꼽 부위가 아프고 식은 땀이 나는 경우를 치료한다. 부자(습지에 싸서 굽는다)·파극·건강(습지에 싸서 굽는다)·회향(볶는다) 각 1냥, 육계 7돈, 침향·당귀·인삼·백출·오수유·백작약·백복령·양강·목향·감초 각 5돈, 정향 3돈. 이 약들을 가루내고 식초 넣어 쑨 풀로 반죽하여 오자대로 환을 만든다. 하루에 3번 미음에 50〜70알씩 먹는다. 《동원》

雜病篇卷之四 > 內傷 > 內傷病, 始爲熱中, 終爲寒中 > **沈香溫胃丸(침향온위환)**

治脾胃虛寒, 心腹疼痛, 或霍亂吐瀉, 及下焦陽虛, 臍腹痛, 冷汗出. 附子(炮)·巴戟·乾薑(炮)·茴香(炒) 各一兩, 肉桂 七錢, 沈香·當歸·人參·白朮·吳茱萸·白芍藥·白茯苓·良薑·木香·甘草 各五錢, 丁香 三錢. 右爲末, 醋麵糊和丸梧子大, 米飮下五七十丸, 日三. 《東垣》

음양이 모두 허한 것은 기혈이 모두 부족함을 말하는 것이다. 쌍화탕·팔물탕·십전대보탕·가미십전대보탕·황기십보탕·고진음자·인삼양영탕·보익양영탕·응신음자·이지환·이류유정환·시재쌍보환·고암심신환·구원심신환두·자음대보환·가미호잠환·자혈백보환·자신백보환·침향백보환을 써야 한다.《제방》

雜病篇卷之四 > 虛勞 > 陰陽俱虛用藥 > **沈香百補丸(침향백보환)**
陰陽俱虛, 謂氣血皆不足也. 宜用雙和湯·八物湯·十全大補湯·加味十全大補湯·黃芪十補湯·固眞飮子·人參養榮湯·補益養榮湯·凝神飮子·二至丸·異類有情丸·是齋雙補丸·古庵心腎丸·究原心腎丸二·滋陰大補丸·加味虎潛丸·滋血百補丸·滋腎百補丸·沈香百補丸.《諸方》

위와 같은 경우를 치료한다. 숙지황 3냥, 토사자 2냥, 두충·육종용·산약·당귀 각 1.5냥, 지모와 황백(함께 소금과 술에 축여 볶는다)·인삼 각 1냥, 침향 5돈. 만드는 법과 복용법은 앞과 같다.《단심》

治同上. 熟地黃 三兩, 兎絲子 二兩, 杜沖·肉蓯蓉·山藥·當歸 各一兩半, 知母·黃柏(幷鹽酒炒)·人參 各一兩, 沈香 五錢. 右劑法服法同上.《丹心》

여러 가지 허손이나 모든 노상을 치료한다. 별갑(식초에 축여 굽는다)·부자(습지에 싸서 굽는다)·육계 각 1돈, 당귀·숙지황·강활 각 7.5푼, 침향·목향·인삼·파극·백복령·우슬·황기·시호·형개·반하·진교 각 5푼, 전갈 2.5푼, 육두구(잿불에 묻어 굽는다) 1개. 이 약들을 썰어 1첩으로 하여 생강 3쪽, 대추 2개, 파 2개를 넣어 물에 달여 먹는다.《득효》

雜病篇卷之四 > 虛勞 > 虛勞通治藥 > **沈香鱉甲散(침향별갑산)**
治諸虛百損, 一切勞傷. 鱉甲(醋灸)·附子(炮)·肉桂 各一錢, 當歸·熟地黃·羌活 各七分半, 沈香·木香·人參·巴戟·白茯苓·牛膝·黃芪·柴胡·荊芥·半夏·秦芁 各五分, 全蝎二分半, 肉豆蔲(煨) 一箇. 右剉, 作一貼, 薑三棗二葱二, 煎服.《得效》

수종으로 소변이 시원하게 나오지 않는 경우를 치료한다. 정력자(볶는다)·욱리인·침향 각 1.5냥, 호박·행인·소자·적복령·택사 각 5돈. 이 약들을 가

雜病篇卷之六 > 浮腫 > 浮腫通治藥 > **沈香琥珀丸(침향호박환)**
治水腫尿澁. 葶藶子(炒)·郁李仁·沈香 各一兩半, 琥珀·杏仁·蘇子·

루내고 꿀로 반죽하여 오자대로 환을 만들고 사향으로 겉을 입혀 30∼50알씩 나복자 달인 물에 먹는다.《변의》

복창, 기천으로 앉지도 눕지도 못하는 경우를 치료한다. 나복자(볶아서 간다) 2돈, 침향·목향·지각 각 1돈. 이 약들을 썰어 1첩으로 하여 생강 3쪽을 넣어 물에 달여 먹는다.《득효》

탁기가 위에 있어 창만이 된 경우를 치료한다. 오수유·대황(술에 담가 둔다) 각 1냥, 후박 5돈, 침향·백출·진피 각 3돈, 백복령·택사·당귀·목향·청피 각 2돈. 이 약들을 가루내고 끓인 물에 담갔던 증편으로 반죽하여 오자대로 환을 만든다. 따뜻한 물로 70∼80알씩 먹는다.《단심》

소아가 경기로 간질이 발작하여 경련이 일고 담연이 막히며, 눈에 흰자위가 많이 드러나고 목덜미와 등이 강직되며, 목구멍에서 소리가 나고 정신이 바보같이 되는 것을 치료한다. 강활 5푼, 독활 4푼, 방풍·천마·반하·부자(습지에 싸서 구운 것) 각 3푼, 침향·익지인·천오(습지에 싸서 구운 것) 각 2푼, 건강(부수어 가루 낸 것)·당귀·감초 각 1.5푼. 이 약들을 썰어 1첩으로 하여 생강 3쪽을 넣어 물에 달여 먹이되, 먼저 양교맥와 음교맥에 뜸을 14장 뜬다.《보감》

赤茯苓·澤瀉 各五錢. 右爲末, 蜜丸梧子大. 麝香爲衣, 每三十丸至五十丸, 以蘿葍子煎湯下.《辨疑》

雜病篇卷之六 > 脹滿 > 脹滿通治藥 > **沈香飮(침향음)**
治腹脹, 氣喘, 坐臥不得. 蘿葍子(炒研)二錢, 沈香·木香·枳殼 各一錢. 右剉, 作一貼, 入薑 三片, 水煎服.《得效》

雜病篇卷之六 > 脹滿 > 濁氣在上, 則生䐜脹 > **沈香交泰丸(침향교태환)**
治濁氣在上, 生䐜脹. 吳茱萸·大黃(酒浸) 各一兩, 厚朴 五錢, 沈香·白朮·陳皮 各三錢, 白茯苓·澤瀉·當歸·木香·靑皮 各二錢. 右爲末, 湯浸蒸餅和丸梧子大. 溫水下七八十丸.《丹心》

雜病篇卷之十一 > 小兒 > 癲癇 > **沈香天麻湯(침향천마탕)**
治小兒因驚成癇發搐, 痰涎壅塞, 目多白睛, 項背强急, 喉中有聲, 神思如痴. 羌活 五分, 獨活 四分, 防風·天麻·半夏·附子(炮) 各三分, 沈香·益智·川烏炮 各二分, 薑屑·當歸·甘草 各一分半. 右剉, 作一貼, 入薑 三片, 水煎服, 先灸兩蹻脉各二七壯.《寶鑑》

9

이경제와 황제침향원 이야기

이경제 침향원의 시작은 혼합곡물이었다?

그릇이 중요할까, 이 제품은 어디에 담겨 있는가

목표를 달성하면 성공이다(2011)

공진원에서 침향원으로(2011-2012)

침향을 2% 추가해보자(2012)

지금 90대 고객이 구입하고 있습니다

향을 베풀고 느끼고 만나다. 시향, 촉미, 조우

총명탕을 넣어보자(2013)

애니메이션으로 침향을 보여주다

침향원을 놓고 좌담회를 열자

금은화를 넣어보자(2015)

용안육을 추가하자(2016)

남가새, 호로파, 치자. 내가 아끼는 원료(2019)

건강을 주제로 한 제품이 10년을 갈 수 있을까

침향원의 고객은 누구인가

11년이 지났다(2022)

이경제 침향원의 시작은 혼합곡물이었다?

2010년 엔알디의 김봉남 부장(당시 직책)이 찾아왔다. 지금은 연매출 200억 이상의 SP코퍼레이션 김봉남 대표의 젊은 시절이었다. 건강식품 시장에서 일하는 사람이 얼마 안되어 특출난 인물은 회사를 이동해도 주머니 속의 송곳인양 뾰족하게 튀어나온다.

"원장님, 만나 주셔서 감사합니다. 저희는 코스닥에 상장되어 있는 회사로 엔알디(현재 비엘팜텍)라고 합니다. 본사에 정규 직원이 30명이 넘고 자회사 공장에는 70명이 일하고 있습니다. 몽고 정부와 탄광개발로 MOU도 체결했습니다. 몽고에 한번 가면 매번 대통령과 회의를 하고, 중국 백화점에도 진출하여 다양한 국내제품을 유통하고 있습니다. 주변에 물어보시면 알겠지만 재무상태도 건전하고 괜찮은 회사입니다. 그 중 주력사업이 홈쇼핑 유통입니다. NS홈쇼핑 목동 시절부터 지금까지 10년 이상 상위 벤더로 자리하여 홈쇼핑 제품 공급회사 중에 단연 돋보이는 선두업체 중의 하나입니다."

말이 많다...

하지만 서론이 길어 하염없이 듣다 보면 믿을 만한 회사인 것 같고… 무엇보다 상장되어 있다는 소리에 안심이 된다. 앞으로 몇년간 적자가 지속되어도 무너지지 않을 든든한 회사가 아닌가. 장황한 서론부터 시작해서 본론으로 들어가보니 결국 같이 공동개발을 하여 제품을 만들자는 이야기이다. 나는 방송에 출연을 하여 제품을 설명하고 회사는 공급업체로 제품을 생산하여 공급하겠다는 제안이었다.

첫 번째 아이디어는 "건강한 쌀"이었다. 한방 느낌의 건강에 도움이 되는 혼합곡식을 만들자는 것이었다. 쌀에 한약을 달여 농축한 엑기스를 코팅할지, 갈아서 분말로 넣을지 모르겠다. 그렇게 섞어버리면 한약이 들어간 밥인지, 밥에 버무린 한약인지 구분도 안될 것 같다. 무엇보다 한의사가 곡물을 팔면 농부는 어쩔건가, 남의 시장을 뺏을 수는 없는 일이라고 했다. 2010년 당시 홈쇼핑에 여러 가지 잡곡을 잘 섞어 만든 혼합곡물이 좋은 이미지를 얻어 잘 팔리고 있었다.

어찌되었든 한의사가 한약을 팔아야지 쌀을 팔면 안된다고 생각하여 적당히 거절하였다. 하지만 김부장은 좋은 영업사원이었다. 거절했는데도 자주 찾아와서 자기 회사 신제품들도 보여주고 계속 혼합곡의 배합을 설명한다. "귀리가 건강식으로 뜨고 있습니다." "검정콩, 검정깨가 인기입니다." "태초의 곡물 원료가 있습니다." 아니 이사람아… 혼합곡은 아니라니까. 그래도 틈나는 대로 찾아와서 휴가 다녀온 이야기, 주말에 낚시하다가 물에 빠진 이야기를 늘어놓는다.

그러던 어느 날,

"원장님 공진단입니다!!!"

마치 지금까지 숨겨왔던 비장의 카드를 꺼내는 표정으로 새로운 아이디어를 내놓았다. 드디어 공진단을 홈쇼핑 방송에서 할 수 있게 되었는데 자기 회사만이 가능하다는 것이었다.

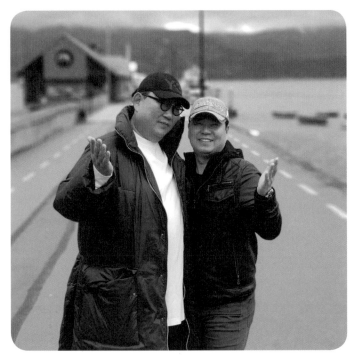

김봉남 대표와 함께

"공진단을 홈쇼핑에서 할 수 있다면 내가 자신 있지. 일단 우리 한의원에 서도 공진단이 제일 효과가 좋아. 게다가 내가 20년 이상 임상에 사용해 본 것이니 문제없지. 알고 파는 것과 모르고 파는 것이 천지 차이야. 알고 팔면 어 떤 질문이 생겨도 자신 있게 대답할 수 있는데, 모르고 팔면 나도 어찌 해야 할 지 몰라."

이렇게 침향원의 시작은 공진단이라는 아이디어였다. 흔히 한의원에 가면 제일 좋은 한약을 처방 받고 싶은데 대충 떠오르는 것이 공진단, 청심원, 녹용일 것이다. 내가 생각하는 대한민국 대표 보약을 홈쇼핑에서 팔 수 있다면 한번 해 볼만한 시도였다.

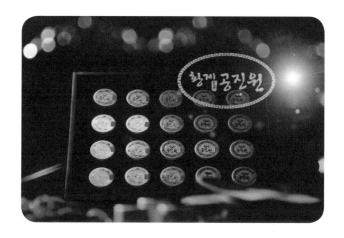

그릇이 중요할까, 이 제품은 어디에 담겨 있는가

"원장님, 저는 한번에 삼천만원하는 공진단을 먹습니다."

무슨 말을 해줘야 하지? 한의원에 찾아와서 진맥 받을 생각은 안하고 돈자랑을 하네. 어떻게 대꾸를 해줘야 할까. 혹시 내가 잘 이야기하면 우리 한의원에서 삼천만원을 쓸 것인가. 5만원하는 공진단을 600개를 주면 삼천인가. 600개면 1년반을 먹어야 하는데 유통기간 내에 소진할 수 있나. 아니, 그렇게 많이 먹을 수가 있을까.

생각이 꼬리에 꼬리를 문다.

실제로 어느 유명작가가 호텔 스위트룸에 묵으면서 드라마 대본을 쓰는데 한 알에 백만원짜리 공진단을 먹는다고 들었다. 후배가 그 옆에서 가격을 듣고 와서 도대체 그게 무엇이냐고 나에게 물어본다. 이야 나도 모른다. 구입한 사람한테 물어 봐야지.

나도 백만원하는 공진단을 처방 내려본 적이 없고, 본 적도 없다. 사향이 1g에 15만원 정도 하니 사향을 최대 3g넣으면 원가가 45만원이 되니 반죽하는 꿀은 자연산 석청을 사용하면 백만원이 되지 않을까 생각도 해보지만 그건 공진단 처방이 들어간 것이 아니고 그저 사향환이 아닌가.

어찌 되었든 비싼 공진단은 회사 중역 책상만한 케이스에 화려하고 커다랗게 포장되어 안에 백여개의 금빛 화려한 환들이 들어 있다는데 본 적은 없지만 한의사라면 한번쯤 권유해보고 싶은 고급스런 판매전략이 아닐까.

30년전 공진단 제조방법을 배울 때는 지금처럼 멋진 케이스도 없었다. 환에 금박도 안 씌웠다. 옛 문헌을 찾아봐도 공진단에 금박을 씌운다는 이야기는 안 나와있다. 우황청심원에만 금박을 씌운다. 공진단에 금박을 처음 씌운 분이 경동시장에 계셨던 故오일복 선생님이다. 공진단이 귀한 약재인데 수백개를 한번에 만들면 변질될까 걱정이 되어 금박을 입혀볼까 하고 시작한 것이 우리나라 금박공진단의 시작이다. 본인에게 직접 들은 이야기이다. 내가 금박 씌우는 방법을 배운 것이 30년전인데, 그분은 50년전에 목포에서 생각해냈다고 한다. 찾아보면 50년 이전에는 금박을 씌운 공진단의 기록이 없을 것이다.

처음 공진원을 시작할 때 케이스만큼은 멋지게 담고 싶었다. 고급종이, 나무, 자개, 심지어는 두꺼운 양철통 케이스도 생각했는데 최종적으로 옻칠한 나무 케이스로 선택했다. 나무에 옻칠을 균일하게 칠해야 되는 작업을 거치니 수작업으로 제작해야 하고 만들기가 힘들어 대량생산은 아예 불가능하다고 한다. 어차피 대량생산하는 것도 아니고 한정판같이 계절에 한번 방송할 생각이라 멋지게 만들자고 했다.

그렇게 몇 년을 옻칠 케이스로 잘 운영하였는데, 수공업공방에서 종일 만드는 작업이라 원가가 한 개를 만들거나 천 개를 만들거나 가격이 똑같다. 게다가 만드는데 시간이 많이 걸리니 케이스가 없어 생산을 못하는 경우도 생겼다. 다시 생각을 바꿔서 무엇보다 내용이 중요한 것이지 케이스는 부수적인 것이라고 생각했다. 종이케이스로 바꿨는데 아무도 모른다. 심지어 무거운 나무에서 종이로 가벼워져서 더 좋아졌다고 하는 전화연락도 왔다.

결국 케이스나 환이 들어있는 청병에 치중해서 겉모습을 바꿔봐야 그다지 도움이 안되었던 것이다. 왜 그럴까 지나고 나서 생각해보면 멋진 케이스는 선물을 하려고 할 때 폼이 나는 것이고, 건강식품은 먹어보고 효과를 보고 재구매를 하는 고객이 많기 때문이다. 결국 '내용'이다.

목표를 달성하면 성공이다(2011)

홈쇼핑 방송은 TV화면에서 판매허가를 받은 물건을 팔 수 있게 만들어준 상업채널이다. 24시간 상품 판매를 하는 특이한 시장이다. 공급하는 회사는 보통 제품을 기획하고 샘플같이 시제품을 생산하거나 제안서를 만든다. 이걸 가지고 방송국 MD에게 제안을 하여 마음에 들어야 만나준다. 어떤 제품이냐, 가격은 얼마냐, 구성은 어떻게 되어 있느냐, 이런 저런 경우의 수를 전부 이야기하고 MD가 방송에 올릴 지를 보고한 후에 결재 받고 상품선정위원회의 과반수 인정을 받아야 시작을 할 수 있다. TV에서 볼 때는 떡하니 상품을 보여주니 얼마 전에 기획, 생산해서 나온 것 같지만, 상품을 제안하고 최종 결정이 날 때까지 몇 달, 몇 년이 걸리기도 한다.

이런 회의를 수차례 한 후에 피디와 같이 방송할 호스트가 내정이 되면 또 다같이 모여서 제품 판매를 논의한다. 쉬운 일은 없다. 모든 것이 절차와 순서가 있다.

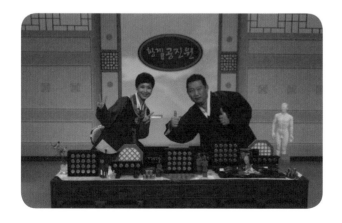

그 당시 NS홈쇼핑 쇼핑호스트 최혜선과 첫 방송을 함께 진행하기로 했다.

"원장님! 왜 공진원을 먹을까요?"

"한의원 최고의 보약이니까 먹는거지."

"그렇게 대답하시면 안되죠. 왜 40만원이나 하는 보약을 먹는 건가요?"

"한의원에서는 60만원인데... 그나마 HACCP 식품안전관리인증을 받은 제조공장에서 생산할 수 있어서 싸게 나온건데? 한의원에서 손으로 빚으면 하루 200개밖에 못 만들어. 두 세명 분을 겨우 만들어. 이번에 특별히 제조공장에서 한정수량으로 생산할 수 있게 된거야."

"방송에서 그렇게 이야기 하실건가요? 누가 40만원이나 하는 보양식을 먹을지 생각해보세요!!!"

왜 목소리가 올라가지? 한의사를 우습게 보나? 맞다. 우습게 보였을 것이다. 나 역시 아직 한의학과 다니는 파릇파릇한 후배가 찾아와서 개원하여 진료할 모습을 이야기하던 모습이 떠올랐다. "선배님, 저는 대화가 이어지는 소통하는 한의원 진료실을 꿈꾸고 있습니다~~" 30년 한의원을 운영해본 사람이 보면 우습다. 소통이라는게 쉬운게 아니다.

어찌됐건 좋은 약재를 선별해서 넣고 최적의 배합 비율을 퍼센트 단위로 계산하고 여러가지 시제품을 만들어서 가장 좋은 맛을 선택하고 드디어 최적의 결과물을 만들었다고 자랑스럽게 생각하고 칭찬해주기를 기다리고 있었는데 그게 아니라고 한다.

누가 구입하는 건지, 왜 사야하는 건지 생각해야 한다.

한의원에서는 오히려 보약을 복용할 준비가 되어있는 사람들이 방문하는데? 한의원에서는 나를 보고 찾아와서 자신의 증상을 설명하고 진단 내용을 들은 후에 보약을 지어가는 방식이지만, 홈쇼핑은 나의 이야기를 듣고 마음에 들어야 구입하지, 마음에 안 들면 채널을 바꿔버린다. 그러니 왜 구입해야 하는지 설명하는 것이 맞다. 미처 생각하지도 못한 방식이라 전문가의 의견을 받아들이고 시키는 대로 생각하기로 했다.

"전통의학에서 주목받는 제품 중의 하나가 공진원이라 할 수 있습니다. 원나라 때부터 그 기원을 찾기도 하고, 역사 속에서 특히 왕실에서 진기한 보양식으로 취급을 받고 있었습니다. 아시아 권에서, 중동의 왕실에서, 심지어 성경에서도 침향을 소중히 여기고 대를 이어 자식에게 물려줄 정도로 아꼈습니다. 여러분이 원하셨던 건강의 기운을 그대로 가지고 온 세상을 품고 있는 공진원을 정성을 다해 전달해드리겠습니다." (아쉽지만 이 멘트는 내가 하면 전문가인 한의사의 추천이 되기 때문에 쇼호스트가 했다)

그렇게 해서 한정수량 700개가 방송 3분을 남기고 매진을 달성했다.

주변에 물어보시라. 홈쇼핑 방송 런칭에 목표수량을 해내고 매진이라는 기록을 세웠다고 하면 다들 놀랄 것이다.

공진원에서 침향원으로 (2011-2012)

미국의 토마스 왓슨(Thomas Watson, 1874~1956)이 1914년 회사의 경영을 맡고 불과 3년 만에 회사의 매출을 두배 이상 키워내고는 자신 있게 회사의 이름을 CTR(Coputing Tabulating Recording Company)에서 IBM(International Business Machines)으로 변경하였다. 주변에서는 몇 년 일하지도 않고 회사의 방향이나 실체도 제대로 파악하지 못한 상태에서 이름만 바꾼다고 지적을 했다. 게다가 해외 지사도 없고 미국에서만 활동하는 회사가 무슨 인터내셔널이냐는 비웃음도 받았다. 하지만 바뀐 이름 덕인지 몰라도 이 회사는 백 년 이상 유지해온 거대 컴퓨터 기업 IBM으로 아직도 건재하고 있다.

나에게도 위기가 왔다. 언제나 그렇듯 위기는 갑자기 찾아온다.

식약처에서 '공진'이라는 단어를 건강식품에 쓰면 안된다는 지침이 내려왔다. 식약처는 지속적인 민원에 못 이겨 청심원, 공진단과 같은 한의원에서 취급하는 명칭을 쓰지 않는 것이 좋을 것 같다는 (분명 권유지만 결국 지시사항인) 공문을 내린다.

그동안 공진원으로 알렸는데 더이상 그 이름을 쓸 수 없다면 방송을 계속 해봐야 소용없을 것이라는 생각이 들었다. 직원 회의를 소집하고 거래처, 제조사들을 불러서 판매 중단에 대한 논의를 하였다. 공진단은 시재백일선방에서 나온 왕구의 처방이고, 위역림의 세의득효방에서 힘을 얻은 전통 있는 이름이라 그거 말고 엉뚱한 이름을 붙이면 누가 알고 구입하겠냐, 나 역시 20년간 이것이 공진단이라고 자신 있게 처방했기 때문에 더 이상 공진을 못쓰면 더 이상 방송에 나와 팔 수가 없다고 동의를 구했다.

　　"원장님, 역사에 나오는 공진단 처방과 원장님 처방이 똑같은 건가요?"

　　"아니지. 백일선방, 세의득효방, 동의보감에는 녹용, 산수유, 당귀, 사향이고 방약합편에선 '사향 대신 침향을 사용한다'에서 착안했지. 게다가 부가적으로 들어가는 약재들은 내가 아끼는 약재들이지. 또한 소주에 담그거나 우유에 담그는 비법은 나 밖에 모를걸?"

　　"처방이 다르다면 역사속의 공진단이어서 잘 팔린 것이 아니라 이경제의 공진단이었기 때문에 팔린 것입니다. 게다가 공진단을 안 쓰고 공진원이라 했는데 이름은 부수적인 겁니다. 우리는 좋은 제품을 만들어서 팔았던 것입니다!!"

　　모든 관계자들이 지난 세월 공진원을 런칭하여 홈쇼핑 화면에 알리고 재구매고객도 꾸준히 늘어나는 상황에 여기서 포기하면 그동안의 수고가 아까운 일이니 이름을 바꾸고 다시 새롭게 시작하자고 한다. 아직도 공진이 아니면 누가 알겠냐고 생각했지만 일단 이름을 지어 보기로 했다. 황제를 상징하며 팔았으니 '황제단', 보약에 공진단을 합쳐서 '보공단', 황제에게 보약을 진상했다고 '황진단', 침향이 핵심이니 '침향원', 아니 그것보단 '침향환'이 좋지 않을까, 이경제가 판매를 하니 '경제원' 등 다양한 이름들이 나왔다.

자식 이름도, 책 제목도, 제품 이름도 결국 이름 짓는 것이 가장 어렵고 중요하다.

공진원으로 그동안 위역림, 황도연 선배님의 덕을 보고 있었다면, 이제는 명의들의 품에서 벗어나 새로운 이름으로 바꿔봐도 될까? 그렇게 제품 내용은 똑같으나 이름이 공진원에서 "침향원(沈香元)"으로 바뀌었다.

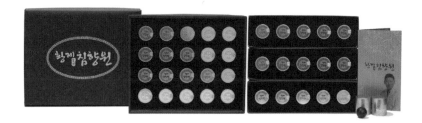

침향을 2% 추가해보자 (2012)

2012년 2월에 침향원을 새롭게 변화하는 작업을 하는데 비싼 침향을 1%에서 2%로 과감하게 올리기로 했다. 사실 원방 공진단에서는 사향이 2% 들어가니 원가가 올라가더라도 넣을 수만 있다면 더 넣어도 되는 것이다.

그런데 쇼핑호스트가 한 손에 드립커피를 들고 와서 질문을 던진다.

"원장님, 왜 침향을 두배로 올리는 건가요?"

"동의보감에 침향이 들어간 103개의 처방 중에 침향의 구성비가 18.52% 이상인 군약(君藥) 처방이 9개, 12.96% 들어있는 신약(臣藥) 처방이 4개가 있어. 그 중에 대변비결, 대변불통같은 증상에 강하게 쓸 때는 25% 이상 넣기도 하지만, 천웅환의 11% 배합이나 침향전환의 8% 배합이 있으니 올려도 되지. 허로, 구토, 해수, 담음, 풍, 내상, 옹저 등 다양한 증상에 사용할 수 있어. 언젠가는 8%까지도[49] 가능할 것이야."

"...그렇게 말씀하시면 방송 심의에 죄다 걸립니다. 처방, 어려운 전문용어 전부 못씁니다. 우리에게 중요한 것은 지금까지 1% 함유 침향원을 복용하다가 2% 함유 침향원을 들고 왜 올렸지 하고 궁금해하는 시청자에게 납득할 만한 설명을 해줘야 합니다."

---

49) 성제총록과 동의보감의 침향배오처방연구, 김정훈 외, 2019. 대한한의학방제학회지

물건 잘 파는 사람의 말은 항상 옳다. 이유를 생각해야 하고 설명을 해야 한다. 새우깡에 새우가 3마리 들어있다가 5마리로 늘어나면 어이쿠, 새우가 두 마리나 늘어났네 하고 좋아하지만 건강식품은 다르다. 기존에 나온 제품이 완성된 처방이라고 생각한다. 배합비가 바뀌면 이유가 궁금해지고 설명을 들어야 납득이 된다.

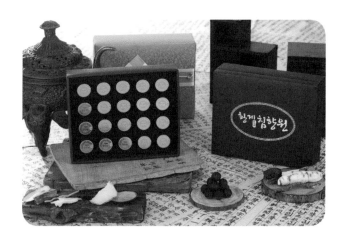

이름난 한의학의 처방은 모두 처음 만든 사람이 있다. 유완소의 방풍통성산, 이고의 보중익기탕, 장중경의 소시호탕, 공정현의 총명탕, 동무공도 공진흑원단을 창제하였다. 이후에 후인들은 최초의 처방을 존중하여 큰 틀은 건드리지 않고 조금 바꾸면서 맛을 더했다고 가미(加味)를 붙이거나, 처방 내용을 살짝 건드리는 정도로만 수정한다.

"작년에 사랑을 받은 황제 공진원과 달라진 점은 단 하나! 침향의 함량을 두 배로 늘렸습니다. 옛 사람의 몸과 지금 사람 몸은 크게 달라지지 않았는데요. 환경이 너무나 크게 바뀌었습니다. 지금은 옛날에 비해 정보 습득하는 양이 천 배 이상 늘었고, 느끼는 속도감이 백 배 이상 늘었습니다. 그래서 현대인에게는 좀 더 많은 침향의 함량이 필요하다는 제 개인적인 소견으로 침향의 함량이 두배로 되었습니다. 이 점 하나만 달라졌고, 나머지는 그대로 전통의 가치를 담고 있습니다."

지금 90대 고객이 구입하고 있습니다

홈쇼핑은 대부분 생방송으로 진행을 한다. 미국, 일본에 가서 홈쇼핑 방송을 틀어보면 녹화방송으로 진행한다. 베트남은 정부가 검열을 해야 한다고 해서 영상을 찍은 후에 내용을 녹취하여 영상과 녹취록을 제출하여 허가를 받은 후에 방송이 나온다. 녹화된 방송은 자막도 넣고 음악도 삽입하여 편집이 끝난 후의 방송이라 완성도가 높다.

이렇듯 전세계가 거의 녹화방송으로 진행을 하는데 우리나라는 어찌된건지 방송 초창기부터 생방송, 라이브라고 표시한 방송으로 진행했다고 한다. 한번 생방송으로 나온 화면을 다시 보여줄 때는 녹화방송이라고 표시를 한다. 해외에는 외부 스튜디오가 많아서 미리 제작하는 녹화방송이 많지만 우리나라는 홈쇼핑방송국에 스튜디오가 한 개나 두 개밖에 없어 생방송으로 시작했다는 이야기도 있다. 매번 출연하는 것도 힘들지만 생방송이니 한번 나온 말을 다시 주워담지도 못하는 스릴 넘치는 순간들이 나온다.

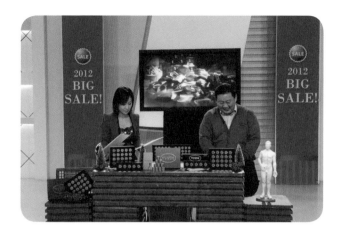

어느 날 저녁이었다. 편안하게 '기승전 침향원'을 이야기하려고 하는데 피디가 흥분한 목소리로 "지금 90대 고객님이 구입하고 있습니다!!!"라고 이야기한다. 엠디, 피디, 호스트, 개발자는 시청자의 반응 하나하나에 놀라기도 하고 어떻게 반응할까 고심을 한다.

이날은 90대 어르신이 산다는 말이 왜 그렇게 가슴에 찡하고 맺혔는지 모르겠다. 자연스럽게 이야기도 직접 자신이 먹기 위해 사는 모습을 칭찬해준다. 90이라는 나이는 인상적이다.

황제내경에 여자는 7세 주기, 남자는 8세 주기로 변화한다. 여자는 7세가 되면, 신장의 기운이 올라와 유치를 갈고 머리카락이 길게 자란다. 14세가 되면, 임맥이 통하여 월경이 되어 아이를 낳을 수 있다. 21세는 신장의 기운이 충만하여 치아가 완전해진다. 28세는 뼈와 근육이 단단해지고 신체가 강성해진다. 35세가 되면 양명맥의 기운이 쇠하여 얼굴이 초췌해진다. 42세가 되면 삼양맥의 기혈이 쇠약해져서 머리카락이 흰색으로 변한다. 49세가 되면 임맥이 허해지고 월경이 없어져 애를 낳을 수 없게 된다고 했다.

남자는 8세가 되면 신장의 기운이 차올라 머리카락이 자라고 유치를 갈고 영구치가 난다. 16세가 되면 신장의 기운이 왕성해져 사정하여 아이를 낳을 수 있다. 24세에 뼈와 근육이 강해지고 치아가 완전하게 된다. 32세에 살이 차고 견실해진다. 40세에 쇠약해져 머리카락이 빠지고 치아가 약해진다. 48세에 안색이 나빠지고 머리카락이 하얗게 된다. 56세에 간기운이 쇠약해져 근육이 약해지고, 신장의 기운이 떨어져 치아가 나빠진다. 64세에 모든 신체 기능이 떨어진다고 나온다. 여자는 49세가 마지막이고 남자는 64세가 끝이다. 70세부터는 나오지도 않는다. 나도 이제 50대 중반이기에 90의 나이는 한의원에서 진료를 보면서 이야기를 들어 간접 경험했을 뿐이다.

홈쇼핑에서 특히 건강식품의 경우는 선물 시장이 압도적이다. 주요 고객이 여성이다. 판매수량이 박스단위이기 때문에 4박스를 주문하면 자기도 먹고 남편도 주고 시댁, 친가에 선물을 주니 적절한 수량이 된다. 우리 가족 건강은 엄마가 책임진다! 라는 말은 2020년대 성평등이 어쩌고 남녀 역할 변화가 어쩌고 해도, 결국에는 여전히 적용되는 말이다. 엄마만큼 가족을 두루 챙기는 사람은 없다.

한의원도 그러하다. 초진 환자들의 대부분은 50대-60대 여성들이다. 본인이 와서 치료받고 나서 효과가 있다 싶으면 친정 엄마, 친구, 딸을 데려와서 치료한 다음 아들을 데려오고, 마지막으로 남편을 데리고 와서 시댁 식구들에게 소개를 한다. 10여년 전, 생방송을 보고 침향원을 구매해준 90대 고객님이 코로나 시국을 견뎌내고 지금도 건강하게 살아 계시다면 더할 나위 없이 행복할 것이다.

향을 베풀고 느끼고 만나다. 시향, 촉미, 조우

침향을 이해하기 쉽게 설명하기에 어떤 표현이 있을까 고민을 하다가 백화점의 명품코너가 생각이 났다. 명품 브랜드샵에 가면 몇 천만원하는 가방을 그냥 보여주지 않는다. 미리 예약을 해야 한다. 예약 대기인원 수백명이 기약없이 기다리고 있다. 요즘은 심지어 오픈런이라고 새벽부터 줄을 서지만…이제나저제나 애타게 기다리다가 드디어 연락이 오고 매장에서 정해준 날짜, 시간에 가야 한다. 그 시간이 오면 이제는 나만의 온전한 시간이다. 멋지게 정장으로 차려 입은 세련된 직원이 하얀 장갑을 착용하고 귀하고 소중한 이 순간을 만끽하게 해준다. 은쟁반에 제품을 올려놓고 기왕이면 멋진 조명도 곁들인다. 주변에 음악도 오케스트라가 연주하듯이 잔잔하게 흐르고 있다. 고객은 그 자리에서 이 제품이 백 년 전 프랑스 파리에서 시작하여 지금 이순간 내 앞에 오게 된 인연을 떠올리며 행복해한다. 가격은 떠오르지 않는다. 아름다운 풍경 아닌가.

건강식품도 그런 느낌을 주고 싶었다. 음식을 우습게 아는 사람은 "살기 위해 먹는다"라는 안타까운 말을 한다. 내가 먹는 것 하나하나에 의미를 부여하면 그 가치가 소중하게 느껴질 수 있다. 하루 한끼의 식사에서도 순

간의 행복을 느낄 수가 있다. 일본 니가타현에서 교배하여 개발했고 1956년 코시히카리 (越光, コシヒカリ) 라고 이름 붙여져 꾸준히 키워진 품종이, 2002년 우리나라에 들어오게 되고 경기도에서 품종등록을 하여 두 나라에서 사랑받는 쌀이 밥이 되어 내 앞에 몽글몽글 찰진 빛과 윤기를 띄고 있다고 생각하면 맛이 더욱 좋아지고 먹는 행위를 더 소중하게 여기지 않겠는가.

내 몸에 도움이 되는 건강식품을 만나는 순간들을 하나씩 풀어 보기로 했다.

첫번째, 생산지에서부터 침향원을 만나 입에 들어가기 직전 까지를 설명해보고 싶었다. 우리나라에서 재배되지 않는 동남아시아 침향나무 수지가 배나 비행기를 타고 대한민국 서울, 지금 이 자리에 오게 된 사연을 생각하면 가볍게 날름 먹어서는 안된다. 금빛 찬란한 병을 열고 봉인된 포장지에서 동그란 환을 하나 꺼내 마주치는 순간이 첫만남이다. 평범하게 향을 구별하는 별향(別香), 감상하는 감향(監香)이나 향을 올리는 사향(司香)은 느낌이 오지 않는다. 그래서 "시향(施香)", 향을 베푼다는 사전에도 없는 말을 만들었다. 이렇게 처음 향이 펼쳐지는 것을 느끼고 "내가 이것을 먹는구나"를 즐길 수가 있다.

두번째, 침향원이 내 입안으로 들어가는 순간을 표현하고 싶었다. 감각, 감상, 득의, 미각 등의 외부의 자극이 피부 감각을 통해서 전해지는 느낌인 촉감을 표현하고 싶었다. 침향원을 잡는 순간 손에서 느끼고 입에 들어가서 침과 함께 섞이면서 맛과 접촉한다. 그렇게 닿을 촉, 맛 미, "촉미(觸味)"가 진행된다. 접촉은 얼마만큼의 시간이 필요할까. 씹는 과정에서 내 몸에 좋은 것이 들어오는구나. 내 자식이 이 귀한 것을 선물로 주었구나. 이것으로 오늘 하루 활력과 기운이 증진될 것인가 다양하게 느껴볼 수 있다. 침향을 음미하는 것이다.

세번째, 침향이 우리 몸에 들어와서 변화하고 느끼는 상태를 이야기하고 싶었다. "조우(遭遇)"가 떠올랐다. 우연히 어떤 일이 일어나는데, 시간이 지나고 나면 그것이 필연이 되는 이치가 있어 우연이라는 단어를 좋아한다. 누군가 침향원을 선물로 받든, 자기 돈으로 구입을 했든 우연히 만나게 되었는데 그것이 내 몸으로 들어와 나의 것이 되는 온전한 순간을 잡고 싶었다. 자연스럽게 조우, 우연히 만나다는 단어가 나왔다. 당나라 시절의 시성, 시선인 두보와 이백이 몇 번 만나는 장면이 있다. 그 둘이 약속을 잡고 만나는 것이 아니다. 조우한다. 우연히 만나게 되는데 운명적으로 멋진 시가 탄생한다. 우주의 원리를 담은 공진이 나와 합쳐지는 순간이 조우 외에 뭐가 있겠는가.

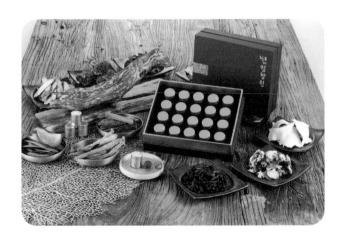

요즘(2022년), 다른 침향제품 방송에서도 시향, 촉미, 조우를 인용하고 따라한다고 들었다. 적어도 시향, 촉미, 조우의 3단계 '감정'은 이경제가 만든 감정 시스템이고, 이경제가 만든 용어라는 것을 출처 정도는 밝히는게 에티켓이라는 생각을 해 본다.

총명탕을 넘어보자 (2013)

한의원의 총명탕은 유명하다. 외워야 할 것이 많은 10대 수험생들은 왠지 총명탕을 먹으면 더 많이 외울 수 있을 것만 같고, 연세가 있어 기억이 가물가물한 어르신도 총명이 있으면 척척 기억이 날 것만 같다. 심지어 한의원에 찾아온 30대 직장인인 내 조카는 "삼촌, 저 사회생활에 필요한 단어들이 입 밖으로 안 나오는 거 있죠. 뇌에 단어가 있는지도 모르겠어요. 천하의 멍청이가 된 기분이예요. 똑똑해지는 뭐 좋은 약 없을까요?"라고 한다. 남녀노소 누구나 정신없는 세상이다.

동의보감 내경편 건망편에 총명탕[50]은 간단명료하게 정리되어 있다.

> "**총명탕(聰明湯)**"은 잘 잊어버리는 것을 치료한다. 오래 복용하면 하루에 천마디 말을 외울 수 있다   治多忘, 久服能日誦千言

---

50) 백복신, 원지(감초 달인 물에 담갔다가 심을 빼고 생강즙으로 법제한다), 석창포 3종을 같은 양으로 3돈씩 넣고 물에 달여 먹는다. 혹은 가루 내어 2돈씩, 하루에 3번 차를 끓인 물에 타서 먹는다.

문제는 먹는다고 당장 천 마디를 외우는 것이 아니다. 오래 복용해야 한다.

"장원환(壯元丸)"[51]이 있다. 심을 보하고 혈을 만들며 정신(神)을 편안히 하고 뜻을 안정시킨다. 관청에서 정사(政事)에 매달려 마음을 쓰거나 등불 아래나 불빛이 있는 창가에서 힘들게 책을 읽거나, 건망, 정충, 불면이 있고 잘 기억하지 못하고 잘 잊어버리는 사람이 먹으면 하루에 천 마디 말을 외울 수 있고 가슴에 만 권의 책을 간직할 수 있다. "주자독서환(朱子讀書丸)"[52]도 있다. 건망을 치료한다. "공자대성침중방(孔子大聖枕中方)"[53]도 있다. 먹으면 총명해진다.

전부 허준선생님이 저술한 동의보감의 기록이지만, 총명탕은 공정현(龔廷賢)의 종행선방(種杏仙方), 공자대성침중방은 공정현의 만병회춘, 장원환은 이천의 의학입문에서 가져왔다. 선배 명의들의 좋은 처방을 모으고 덧붙여 자신의 의견을 합치는 것이 한의학의 멋진 전통이다.

총명은 귀밝을 총, 눈밝을 명이다. 귀와 눈은 양기를 받아서 밝아진다.

---

51) 원지(생강즙에 담갔다 말린 것), 용안육, 생지황(술로 씻은 것), 현삼, 주사, 석창포 각 3돈, 인삼, 백복신, 당귀(술로 씻은 것), 산조인(볶은 것), 맥문동, 백자인(기름을 짜낸 것) 각 2돈. 이 약들을 가루 내어 돼지염통의 피로 반죽하여 녹두대로 환을 만들고 금박으로 겉을 입힌다. 찹쌀을 끓인 물에 20-30알씩 먹는다.
52) 복신, 원지(생강즙에 담갔다 말린 것) 각 1냥, 인삼, 진피 각 7돈, 석창포, 당귀 각 5돈, 감초 2.5돈. 이 약들을 가루 내어 밀가루 풀로 반죽하여 녹두대로 환을 만들고 주사로 겉을 입힌다. 잠자기 전에 등심 달인 물로 50-70알씩 먹는다.
53) 구판, 용골, 원지(생강즙에 담갔다 말린 것), 석창포 모두 같은 양. 이 약들을 가루 내어 하루에 3번, 술에 2돈씩 타서 먹는다.

한의학에서는 이목총명(耳目聰明)이라고 부르는데 이목총명하는 한약재는 많이 있다. 석창포, 원지, 산약, 택사, 백자인, 측백엽, 지부자(地膚子), 백호(白蒿), 누로(漏蘆) 등도 총명에 도움이 된다고 하는데 우선 석창포, 원지, 백복신부터 알아보자.

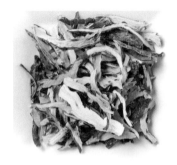

석창포(石菖蒲)는 창포의 뿌리이다. 가슴을 열어 주고, 심지(心智)를 더해주어 총명해지게 한다. 몸을 가볍게 하고, 늙지 않고 오래 살게 한다. 동의보감에는 '잘 잊어버리는 것을 치료하며 지혜롭게 하고, 명치가 아픈 것을 멎게 한다[54]'고 기록되어 있다. 석창포는 임상에서 단기기억에 도움이 된다.

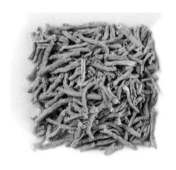

원지(遠志)는 싹이 짧고 뿌리가 길다. 기다란 뿌리는 기름 속으로 깊이 들어간 심지와 비슷하고, 짧은 싹은 불타고 남은 심지를 잘라 버린 상태와 비슷하다. 이러한 특징에서 원지가 '지혜를 기르고 눈과 귀를 밝히고 건망증을 없애고 뜻을 강화하고 힘을 배가한다[55]'고 한다. 원지는 임상에서 장기기억에 도움이 된다.

---

54) 療多忘, 長智, 止心腹痛
55) 益智慧. 耳目聰明. 不忘. 强志. 倍力

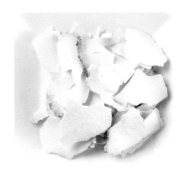

백복신(白茯神)은 경계(驚悸)나 건망을 치료하고 정신을 안정시키며 생각을 넓히면서 지혜를 더한다. 명치의 딱딱한 것을 사그라뜨리고 소변을 통하게 하며 상서롭지 못한 것을 물리친다. 신농본초경에 적복신과 백복신의 구분이 없었는데, 복신의 구별이 추가되면서 백복신은 보하고 적복신은 사한다는 것으로 본다. 백복신은 임상에서 마음과 정신 안정에 도움이 된다.

애니메이션으로 침향을 보여주다

제품을 만들어 판매하고 운영하는 입장에서 항상 새로운 변화를 시도한다. 마케팅이라는 이름으로 다양한 매체에 광고를 하고, 주변 사람들에게도 홍보하고, SNS에도 알리고 눈에 보이는 모든 곳에 제품을 보여주려고 노력한다. 침향원 역시 더 설명할 것이 뭐가 있을까 고민을 하던 중에 우리 회사 홍정호 전무가 아이디어를 냈다.

"원장님, 원장님은 만화를 좋아하시니 움직이는 만화로 표현하는 것은 어떨까요?"

"움직이는 만화면 애니메이션이잖아."

"맞습니다. 침향은 우리나라에서는 나지도 않고 저~~멀리 해외 섬나라 깊은 산속으로 들어가야만 찾을 수 있는 구하기 힘든 약재입니다. 찾는 과정과 채취하는 과정을 취재하고 그 나라에도 우리나라 심마니가 기도하고 고생해서 찾는 것처럼 전문 채집인이 있다고 합니다. 그런 과정을 움직이는 화면으로 만들면 좋을 것 같습니다."

움직이는 거, 그게 애니메이션이잖아!

나는 만화를 좋아해서 만화책을 만권 이상 읽은 것으로 인터뷰도 해봤고, 직접 대본을 작성하여 "래오바"라는 만화도 만들어봤다. 글과 그림을 같이 보여주는 것은 가장 원초적인 마케팅이 아닐까. 저 옛날의 원시시대에도 벽에다 그림을 그렸지 않나. 글이 없던 시대에는 그림밖에 남길 것이 없었던 것이다.

애니메이션은 엄청나게 좋은 생각이었다. 나는 평상시에 장황하고 어려운 말을 싫어하고 "간단히 설명해봐~, 쉽게 말해봐~ 누가 들어도 이해할 수 있게 설명해야지!" 하는 사람이라 만화로 표현하면 직관적이고 멋진 화면이 나올 것 같았다. 대마왕을 무찌르기 위해 고군분투하는 타이의 대모험같이 만들까? 옛날 한 시대를 풍미했던 명의들이 등장하여 침향을 처방하는 장면들을 만들어볼까? 봉신방(封神榜)처럼 지상의 위인들이 하늘의 별자리로 자리잡는 변천과정을 이야기해볼까?

그러다가 아이디어를 생각해낸 것이 불교의 십우도(十牛圖)였다.

십우도는 심우도(尋牛圖)라 하는데, 불교의 선종에서 본성을 찾는 것을 소를 찾는 것에 비유하여 그린 선화(禪畫)로, 깨달음의 과정을 찾아 떠나는 장면을 열 개의 그림으로 표현했다. 사찰에 가면 법당 외벽면에 그려져 있거나 책으로 나와 있다. 만년에 만해 한용운 선생님도 자신의 집을 심우장(尋牛莊)이라 이름 붙여 깨달음의 과정 중에 있는 것을 되새기셨다고 한다. 집과 동명의 시도 남겼다. 만해 스님은 소를 찾는 것을 대한 독립을 찾는 걸로도 염두에 두었던 것 같다.

잃은 소 없건마는

찾을 손 우습도다

만일 잃을시 분명타 하면

찾은들 지닐소냐

차라리 찾지 말면

또 잃지나 않으리라

십우도는 10개의 그림으로 깨달음을 찾아가는 변화하는 모습을 담았다.

1. 심우(尋牛)	소를 찾아 나서다.
2. 견적(見跡)	소의 자취을 발견하고 따라간다.
3. 견우(見牛)	소를 보다.
4. 득우(得牛)	소를 붙잡아 고삐를 걸었다.
5. 목우(牧友)	소를 길들이다.
6. 기우귀가(騎牛歸家)	소를 타고 집으로 돌아가다.
7. 망우재인(忘牛在人)	집에 도착해 소를 잊다.
8. 인우구망(人牛俱忘)	사람도 소도 모두 잊다.
9. 반본환원(返本還源)	본원으로 돌아가다.
10. 입전수수(入廛垂手)	시장으로 들어가 손을 드리운다.

나도 이처럼 열 개로 하고 싶었는데 애니메이션 제작비가 비싸서 3편만 먼저 제작할 수 있다고 한다. 뭐든지 제대로 제작하려면 돈이 많이 들어간다는 냉혹한 현실을 느끼고 줄였다. 수승화강(水升火降), 승강부침(升降浮沈) 등의 네 글자나 길흉화복유래유(吉凶禍福有來由)의 같은 일곱 글자로 뜻도 의미가 있고 읽고 나면 멋진 시 구절같은 단어를 구상하고 있었는데 거래처 엔알디(현 비엘팜텍)의 이상민 차장이 단박에 반대를 한다. "원장님, 우리 제품은 기승전 침향, 누가 뭐래도 침향입니다. 침향으로 끝나고 간단히 한글자만 붙여주세요." 이야기해서 어쩔 수 없이 양보하였다.

출침향(出沈香)

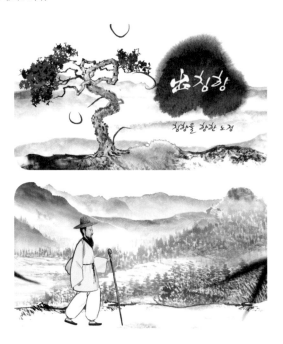

귀하디 귀한 침향을 찾아 먼 길을 떠난다.

견침향(見沈香)

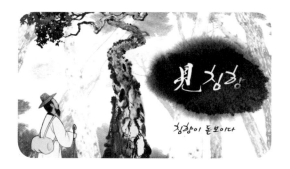

드디어 침향을 만난다. 험난하고 고된 과정이 생략된 건 아쉽지만 어찌되었든 어렵게 침향을 찾았다.

득침향(得沈香)

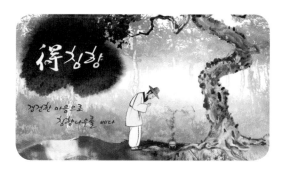

감사하는 마음, 경외하는 마음으로 침향을 얻는다.

침향원을 놓고 좌담회를 열자

처음 시작은 공진단에서 비롯되었으니 이름도 공진원이었다. 자연스럽게 한의원에서 진찰을 받은 후에야 처방해주는 그 비싼 공진단이 나왔구나 하고 구매를 하였다. 시간이 지나면서 침향원이 뭐지? 무슨 제품이길래 저리도 비쌀까 하는 궁금한 사람들이 늘어났다. 의문을 해결해줘야 매출로 연결이 되니 또다시 모여 회의를 한다.

이 즈음에 방송화면은 물론이고 말로도 공진이라는 단어를 쓰면 안되게 되었다. 오직 상표로 등록한 황제침향원만 이야기할 수 있다. 침향원을 어떻게 설명해야 할까. 효능도 설명할 수 없고, 복용법도 이야기할 수 없고, 한약인 것처럼 느껴지면 심의에게 걸려 혼이 난다. 심지어는 "원장님은 방송에 나와서 제품에 대한 직접적인 이야기를 하면 추천이나 권유가 되기 때문에 안되니 날씨나 주변 이야기만 하셔야 된다"고 한다. 어이가 없어 웃었지만 실제로 날씨 이야기를 많이 했다.

"요즘은 환절기입니다. 계절이 바뀌는 시기이죠. 계절을 모르는 사람을 철부지라고 합니다. 철부지라는 말은 절부지(節不知)에서 나왔는데 계절이 바뀌는 것도 모르는구나, 어리숙하구나의 뜻이 있습니다. 좀 더 확대해서 의미를 부여하면 인생의 계절을 모르는 것을 철부지라고 볼 수 있죠. 철들었다고 하면 인생의 계절은 안다는 것이죠."

"추운 날 아침에 일어나서 바로 밖으로 나가 운동을 하는 분들이 있습니다.

잠자는 동안 우리 몸은 누워 있었습니다. 그 상태에서 갑자기 일어나 차가운 바깥공기와 접촉하면 어떻게 될까요? 일어나기 전에 누운 채로 기지개를 펴세요. 워밍업을 하는 것이지요."

"장마가 계속되니 습도가 높습니다. 습도가 올라가면 우리 몸은 어떻게 될까요? 습도가 높으면 벽지에 곰팡이가 생기고, 강철도 녹이 습니다. 우리 몸에 녹이 슨다고 봐도 됩니다."

나는 개발자로 출연했으니 단정 지으면 안되고 질문을 던지고 스스로 생각하게 해야 한다. 나름 반응이 좋았지만 정작 중요한 이야기를 못하니 답답한 상황이었다. 공진단 이야기도 못하고 침향의 효능도 말해서는 안되고 그렇게 고민을 하다가 아무 것도 못하면 그냥 이야기를 하면 어떠냐는 아이디어를 냈다.

"침향이 궁금하잖아. 그럼 그걸 물어보자구. 침향이 풀인지, 뿌리인지 나무인지 모르잖아. 쇼핑호스트가 일반인의 입장에서 궁금한 것을 다 물어봐. 실제로 있었던 이야기, 객관적인 사실만 이야기하고!"

그걸 영상으로 찍어서 심의에게 확인해주고, 안된다고 하면 편집하여 쓸 수 있는 부분만 보여주면 되겠다고 기획했다.

그렇게 해서 생방송이지만 녹화화면을 만들게 되었다. 이왕 하는 녹화이니 어두컴컴한 스튜디오에서 하지 말고 시원한 공원이나 고궁 같은 곳에서 찍으면 좋겠다. 판교의 화랑공원을 섭외하고, 야외촬영답게 카메라 탑차도 등장하고 박정환 피디가 촬영을 진두지휘를 하였다. 매번 스튜디오에서 정형화된 화면만 찍다가 야외촬영을 하게 되니 모두가 신이 났다.

"박정환 피디, 오늘의 컨셉은 뭘로 갈까요?"

"다섯 가지 입니다.(오른손을 쫙 펴며) 첫 번째로 그동안 원장님이 못한 이야기를 다 하시는 겁니다. 제가 멋지게 편집을 할테니 걱정 말고 편하게 이야기하시면 됩니다. 두번째, 오늘 날씨도 좋으니 평상시 원장님의 날씨 멘트를 계절별로 주의할 사항이나 건강정보로 연결하면 좋겠습니다. 세번째, 제일 중요한 것은 고객들이 궁금해하던 질문들을 오늘 다 풀어주는 겁니다. 마지막으로 야외 공원에 소풍 온 기분으로 자연스럽게 시청자와 대화하는 분위기가 나오면 좋겠습니다."

…다 합쳐서 네가지인데?

금은화를 넘어보자 (2015)

총명으로 업그레이드가 성공하였으니 지금 시대에 맞는 원료를 더 추가해보자는 아이디어가 나왔다. 금은화, 엉겅퀴, 산사자, 구기자, 천궁, 감초를 추가하기로 했다.

금은화(金銀花)

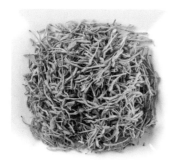

경신익수(輕身益壽), 몸을 가볍게 하고 수명을 늘린다는 약재이다. 약재를 보고 지은 시도 있다.

'누가 알리오, 지극히 보잘   誰知至賤之中,
것없는 것들 중에, 이것이   乃有殊常之功.
비범한 효능이 있는 줄…'

처음 필 때는 꽃술과 꽃잎이 모두 하얗지만, 2-3일 지나면 노랗게 변하며 새로 나는 꽃과 뒤섞여서 노랗고 하얗게 보인다. 그래서 금은화라고 부른다.

엉겅퀴(大薊=대계)

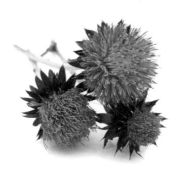

엉겅퀴는 산이나 논밭 어귀서 쉽게 볼 수 있다. 뿌리를 약으로 사용하는데, 간과 산후통에 효능이 있다. 밀크씨슬이 서양 엉겅퀴이다. 항산화 효능 및 간 보호 효과가 탁월하다는 실리마린 성분을 많이 함유하고 있다.

성질이 평하고 맛은 쓰며 독이 없다. 어혈을 치료하고 토혈, 코피를 멎게 하며 옹종, 개선을 치료한다. 여자의 적백대하에 주로 쓴다. 정혈을 기르고 도와준다.

性平, 味苦, 無毒. 治瘀血, 止吐衄血, 療癰腫疥癬. 主女子赤白帶. 養精保血.

산사자(山査子)

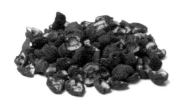

산사자는 산사나무의 열매를 말한다. 아미그달린, 시트르산, 타타르산, 플라보노이드 등이 풍부하게 들어있는데, 이 모두가 소화를 돕는다.

식적(食積)을 다스리고 음식을 소화시킨다. 산사를 쪄서 살을 발라 햇볕에 말린 다음 달여 먹는다. 혹은 산사의 살을 발라 가루 내어 신국으로 쑨 풀로 반죽하여 환을 만들어 먹는다. 일명 관중환(寬中丸)이라고 한다. 또한 고기를 많이 먹어 적(積)이 된 것을 다스린다. 산사육 1냥을 물에 달여 먼저 물을 마시고 나서 남은 산사육을 먹는다.

治食積, 能消食. 蒸㬠取肉, 晒乾煎服. 或取肉爲末, 神曲糊和丸服, 名曰寬中丸. 又治食肉多成積. 山査肉一兩, 水煮, 先飲湯, 後吃査肉.

구기자(枸杞子)

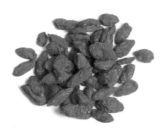

《신농본초경》 맛은 쓰고 기는 차갑고 독은 없다. 다섯 가지 내부 사기를 다스린다. 내부 열, 소갈, 주비, 풍습을 치료한다. 오래 복용하면 근골이 강해지고, 몸이 가벼워지며 늙지 않고 추위와 더위를 잘 견딘다. 일명 '기근, 지골, 구기, 지보'라고 한다.

枸杞, 味苦, 寒. 根, 大寒, 子, 微寒, 無毒. 主五內邪氣, 熱中, 消渴, 周痺風濕. 下胸脇氣, 客熱頭痛, 補內傷, 大勞, 噓吸,

《명의별록》 뿌리는 기가 몹시 차갑고, 씨는 기가 약간 차갑고 무독하다. 가슴과 옆구리의 기를 내리고, 외부에서 침입한 열로 발생한 두통을 치료한다. 내상, 과로상, 숨참을 치료한다. 근골을 강화하고 음기를 강화하며, 대소장을 이롭게 한다. 일명 '양유, 각서, 선인장, 서왕모장'이라고 한다. 상산 평평한 못가나 언덕, 절벽에서 산출한다. 겨울에 뿌리를 채취하고, 가을에는 줄기와 열매를 채취한다. 그늘에서 말린다.

堅筋骨, 强陰, 利大小腸. 久服堅筋骨, 輕身不老, 耐寒暑. 一名杞根, 一名地骨, 一名枸杞, 一名地輔. 一名羊乳, 一名卻暑, 一名仙人杖, 一名西王母杖. 生常山平澤, 及諸邱陵阪岸. 冬采根, 春夏采葉, 秋采莖實, 陰乾.

천궁(川芎)

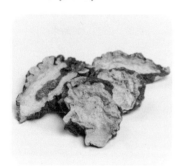

네 가지를 생각하고 나니 아쉬워서 약방의 감초를 추가했다. 원래 처방을 추가할 때는 홀수로 추가를 한다. 음주도 1,3,5,7,9로 마시는 것도 음양이론에서 시작된 것이다. 짝수는 음, 홀수는 양의 수이다. 전진, 상승은 양의 기운이다. 약도 음주도 양의 기운을 더하는게 음양론이다.

천궁은 성미가 맵고 따뜻하다. 풍사나 한사가 머릿속으로 들어가 생긴 두통을 치료한다. 어혈을 깨뜨리면서 새로운 혈을 만들고 울체된 것을 뚫어 기를 운행시키며 머리와 눈을 맑게 한다. 혈약 중에서 기를 치료하는 약재이다.

川芎辛溫, 治風寒入腦頭痛, 破宿血, 生新血, 開鬱行氣, 淸利頭目, 血中氣藥.

감초(甘草)

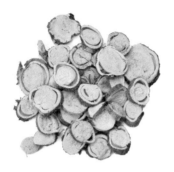

맛은 달고 기는 평하다. 오장육부의 한열과 사기를 치료한다. 근골을 강화하고 근육을 기르며 힘을 키운다. 외상으로 생긴 종기를 치료하고 해독한다.

속을 데우고 기를 내리며, 갑갑하고 그득함, 숨이 짧음, 내장 손상, 기침이 치밀어 오르는 증상을 치료한다. 갈증을 그치고 혈맥을 소통하며 혈기를 좋게 하고, 많은 약의 독을 푼다. 아홉 흙의 정이 되며 돌약 72종과 초본 1200여 가지를 안정되게 조화한다. 일명 '밀감, 미초, 노초'라 한다. 하서 산골짜기, 모래가 쌓인 산과 상군에서 나오며, 2월 8월 해가 없을 때 채취하여 햇볕에 10일 동안 말린다.

甘草, 味甘, 平 無毒. 主五臟六腑寒熱邪氣, 堅筋骨, 長肌肉, 倍力, 金瘡腫, [時勇切], 解毒.

溫中, 下氣, 煩滿, 短氣, 傷臟, 欬逆, 止渴, 通經脈, 利血氣, 解百藥毒, 爲九土之精, 安和七十二種石, 一千二百種草. 久服輕身延年. 一名蜜甘, 一名美草, 一名蕗草. 生河西川谷, 積沙山, 及上郡. 二月, 八月, 除日採根, 暴乾, 十日成.

여러 가지를 아우르고 조화시키는 원로 같은 효과가 있으므로 약 중에 훌륭한 재상이라 할 만하다.

용안육을 추가하자 (2016)

용안육(龍眼肉)

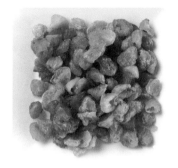

용안육은 이름이 재미있다. 용의 눈처럼 생겼다고 하여 용안육(龍眼肉)이다. 몇 가지 전설이 내려오는데, 교룡과 싸워 이긴 용사가 용의 눈을 먹고 하늘로 올라간 후에 그 자리에서 자라난 나무의 열매이다, 혹은 잔병치레가 있는 아이에게 용의 눈을 먹여 백세까지 살게 되었고 그후 무덤에서 자라난 나무에서 나왔다 등이다.

용의 존재 여부도 모르는 상황이지만, 사나운 용의 기운을 받아 용감해지고 오래 살 수 있다는 이야기가 숨어있다. 동의보감에도 오장의 사기를 다스리고 마음을 편하게 한다고 되어 있다. 무엇보다 "약의 맛이 비(脾)로 들어가 지혜롭게 할 수 있다."[56]고 한다. 단 맛이 비장으로 들어가 머리를 똑똑하게 한다는 사차원적인 발상이 마음에 들었다. 현대 약리연구에서도 강장, 항산화, 면역기능 활성화 작용이 있는 것으로 밝혀졌다.

맛이 달고 성질이 평하고 독이 없다. 　　　　　　　味甘, 平, 無毒.

---

56) 其味歸脾而能益志.

오장의 사기를 없애고, 뜻이 편안해지고, 음식을 탐하지 않게 된다. 독을 제거하고, 삼충을 없앤다. 오래 복용하면 혼을 강하게 하여 총명해지고, 몸이 가벼워지고 늙지 않는다.	主五臟邪氣, 安志厭食. 除蠱毒, 去三虫. 久服强魂聰明, 輕身不老.
위를 열고 비를 보익하고, 허한 것을 보한다. 식품으로는 여지가 좋고, 몸을 보익하는 데는 용안이 좋다. 대개 여지는 성질이 열하고, 용안육은 성질이 화평하다. 〈이시진〉	時珍曰: 開胃益脾, 補虛. 食品以荔枝爲貴, 而資益則龍眼爲良. 盖荔枝性熱, 而龍眼性和平也.
단맛은 비로 들어가 사람의 지혜를 더해 주므로 '익지'라고 이름한다. 남해의 산골짜기에서 난다. 〈마지〉	志曰: 甘味歸脾, 能益人智, 故名益智. 生南海山谷.

남가새, 호로파, 치자. 내가 아끼는 원료(2019)

어느새 침향원 6세대가 되었다. 평소 내가 아끼고 좋아하던 전통원료를 좀 더 배합해보기로 결정했다.

남가새(白蒺藜=백질려)

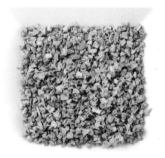

남가새는 바닷가 모래밭에서 잘 자란다. 우리나라는 제주와 전남이 주산지이다. 7월경 예쁜 꽃이 피고, 열매는 약으로 사용된다. 고혈압, 두통, 어지러움, 우울, 혈압강하, 안과질환 치료로 사용되어 왔고, 현대에 들어서는 관상동맥부

전증, 협심통 등에도 효능이 있다는 사실이 밝혀졌다.

성질이 따뜻하고 맛은 쓰고 매우며 독이 없다. 온갖 풍, 몸이 풍으로 인해 가려운 것, 머리 아픈 것, 폐위로 고름을 토하는 것에 주로 쓴다. 또, 수장이 차서 소변이 많은 것과 분돈, 신기, 음퇴를 치료한다.	性溫, 味苦辛, 無毒. 主諸風, 身體風痒, 頭痛, 及肺痿吐膿. 又治水藏冷小便多, 及奔豚腎氣陰㿗.

호로파(葫蘆巴)

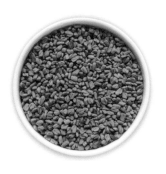

호로파는 죽기 전에 꼭 먹어야 할 세계 음식 재료 100에 들어가기도 한다. 무려 4천 년 전부터 인간들은 호로파를 재배해서 먹어왔다. 호로파는 씨와 잎 모두 먹을 수 있는데, 지중해 인근, 아프리카, 중동, 인도, 동남아시아, 중국 등에서 많이 자라며 예로부터 방광과 신장의 병을 치료하는데 사용했다. 혈당과 인슐린 균형 유지, 체중조절, 정력 강화 등을 위해 최근에 각광받기 시작했다. 인도에서는 카레에도 넣고, 노란 염료로도 사용한다.

성질이 따뜻하고 맛은 쓰며 독이 없다. 신(腎)이 허하고 찬 것, 배와 옆구리가 불러 오르는 것, 얼굴이 검푸른 것을 치료한다. 또, 원장(元藏)이 허하고 찬 것을 치료하는 데 가장 요긴하다고 한 곳도 있다.	性溫, 味苦, 無毒. 治腎虛冷, 腹脇脹滿, 面色靑黑. 又云, 治元藏虛冷氣, 爲最要.

치자(梔子)

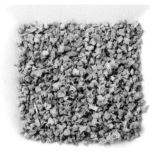

치자는 막힌 열을 풀고, 막힌 기운을 움직이게 한다. "한없는 즐거움"이라는 꽃말을 가지고 있는 하얗고 예쁜 꽃이 핀다. 샤넬 향수 중 가드니아에 치자 향이 베이스로 들어간다. 우리가 약재로 쓰는 치자는 열매이다.

성질이 차고 맛은 쓰며 독이 없다. 가슴, 대장, 소장, 위에 심한 열이 있는 것과 가슴이 답답한 데 주로 쓴다. 열독풍을 없애고 오림을 잘 통하게 하며, 소변을 잘 나오게 하고 5가지 황달을 없애며, 소갈을 멎게 한다. 입이 마르는 것, 눈이 벌겋게 붓고 아픈 것, 얼굴이 벌개지는 것과 주사비, 백라, 적라, 창양을 치료하고, 쥐며느리 독을 없앤다.

性寒, 味苦, 無毒. 主胸心大小腸大熱, 胃中熱氣, 心中煩悶. 去熱毒風, 利五淋, 通小便, 除五種黃病, 止消渴. 治口乾, 目赤腫痛, 面赤, 酒皰, 齄鼻, 白癩, 赤癩, 瘡瘍, 殺蟅蟲毒.

씨를 쓰면 가슴속 열을 없애고, 껍질을 쓰면 피부의 열을 없앤다. 보통은 생것을 쓴다. 허화에는 동변에 검은색이 될 정도로 7번 볶아 쓰고, 혈을 멎게 할 때는 먹같이 될 정도로 볶아 쓰며, 폐위를 식힐 때에는 술에 우려서 쓴다.《입문》

用仁, 去心胸熱, 用皮, 去肌表熱. 尋常生用, 虛火, 童便炒七次至黑色, 止血, 炒如墨, 涼肺胃, 酒泡用.《入門》

건강을 주제로 한 제품이 10년을 갈 수 있을까

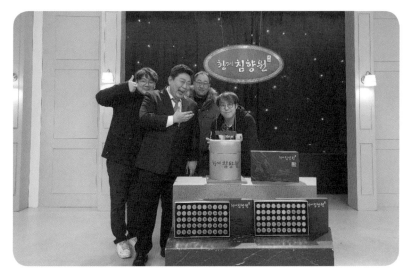

침향원 10주년 기념 / 이상민 차장, 이경제 원장, 김도연 MD, 이일준 PD

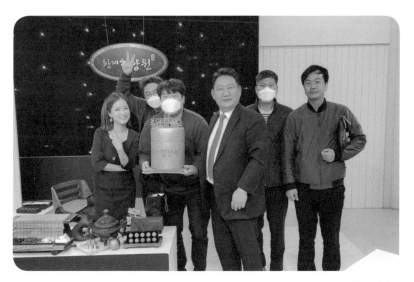

이미옥 쇼호스트, 이상민 차장, 박동근 대리, 이경제 원장, 김진학 팀장, 김형래 이사

침향원이 홈쇼핑에서 11년간 성공하게 된 비결은 한의원에서 진료를 받은 후에 처방을 얻어야 구할 수 있는 공진단을 화면을 보고 구입할 수 있다는 데에 있다. 공진단은 한의원에서 진료를 하고 처방을 받은 후에 구할 수가 있다. 무작정 한의원에 전화해서는 구입할 수가 없다. 법이 그렇다.

한의원의 진료 시스템을 생각해보자. 어디 한의원을 갈까 고민을 한다. 유명한 한의원을 찾아갈까, 동네 한의원에서 봐도 똑같을까 고민을 한다. 한의원을 결정한 후에 예약을 하고 찾아간다.

하버드 대학 교수인 클레이튼 크리스텐슨(Clayton M. Christensen)의 "일의 언어"[57]에 재미있는 일화가 있다. 어떻게 이런 제목으로 번역했을까 생각되지만 책을 읽어보면 적절한 번역제목이다. 이 책의 핵심은 "소비자들이 왜 특정한 제품을 구매하는지 그 원인을 찾는데 있다" 이다. 고객은 어떤 일을 해결하기 위해 특정 제품을 고용한다는 생각에서 시작한다.

미국의 어느 대학이 2등급으로 분류되었다. '아름다운 캠퍼스, 저렴한 학비, 충실한 교육 과정'이라는 홍보 문구로 학생을 모집했지만, 반응은 시원치 않았다. 할 일 이론에 대해 배운 학장은 학생들 입장에서 고민해 보았다. 입학을 희망하는 고등학생들에게 조사도 해보았다. '응원할 만한 운동 팀이 있는가?', '인생의 의미에 대해 상담할 사람이 있는가?' 등

---

57) 원제는 행운을 상대로 경쟁하라(Competing against luck)이다. / 일이 언어-새로운 미래를 발견하는 문제 인식의 틀, 클레이튼 M. 크리스텐슨, 데이비드 던컨, 캐런 딜론, 태디 홀 (지은이), 이종인 (옮긴이), 알에이치코리아 (2017년)

학과 과정과 무관한 요구들이 접수됐다. 그런 영역에서 최고 대학들과 경쟁한다면 뒤처질 게 뻔했다.

이 대학에는 온라인 과정도 있었는데, 거의 방치 상태였는데도 간간히 신청이 이어졌다. 이런저런 사정으로 대학에 진학하지 못하고 사회인이 된 이들이 직업이나 육아와 병립해 공부를 하고자 이 과정에 들어왔다. 평균 연령 30세인 그들의 목소리는 한결같았다. '더 나은 삶을 위해 학위가 필요하다!' 이들은 편리함, 원활한 지원, 손쉬운 자격 취득, 단기간 수료 등의 요건을 원했다.

대학은 고객의 요구대로 온라인 교육 과정을 강화했다. 이전까지는 문의가 들어와도 방치했지만, 24시간 안에 담당자가 직접 전화를 걸어 대응하도록 바꿨다. 온라인 교육 과정 학생 개개인에게 어드바이저를 붙이고, 사회인도 공부해야 한다고 호소하는 광고도 내보냈다. 그리고 10년이 지난 2016년 '미국에서 가장 혁신적인 대학'으로 평가받게 되었다. 매출액도 연평균 34퍼센트씩 성장해 5억 4,000만 달러(6,300억 원)에 이르렀다.

고객이 해결하고 싶어 하는 '할 일'을 찾아내서 해결책을 제공해 '고용'됨으로써 성공을 거둔 것이다.

마찬가지다.

제품이 시장에서 십년 넘게 살아남으려면 매년 제품 업그레이드를 해야 하고, 자료 화면도 새롭게 촬영해야 하고, 메고 있는 넥타이도 새것으로 하고 나가야 한다. 나는 방송의 완성도를 위해 마케터를 고용해서 직접 모니터링을 하면서 어느 시점에서 내 이야기가 들리는지, 어떤 설명에서 제품에 공감이 되는지도 체크를 한다. 현업 방송작가에게 내가 출연한 방송을 보면서 자신이라면 어떤 말을 해야 할지, 어느 부분이 어색한지 확인하라고도 했다.

고객의 목소리를 듣는 것도 엄청나게 중요하다. 사실 가장 정확히 판단하고 있는 사람들은 침향원을 드시고 있는 고객들이다. 용안육을 넣고 리뉴얼 했을 때 "기존 침향원보다 뭔가 가슴 두근거림이 더 개선된 느낌이 들어요" 라는 후기를 봤을 때는, 숱한 제품 기획회의 때마다 리뉴얼과 원료 배합 연구로 고심하던 시간을 보상받는 듯한 느낌이 들었다. 실제로 용안육은 가슴 두근거림과 초조, 불안 증상을 해소하는데 도움이 되는 약재이다.

침향원의 고객은 누구인가

피터 드러커의 네 가지 질문이 있다[58].

   1. 당신의 고객은 누구인가?
   2. 고객은 무엇을 가치있는 것으로 생각하는가?

---

58) 엘리자베스 하스 에더샤임 저, 이재규 역(2007) "피터 드러커 마지막 통찰", 명진출판사

3. 고객과의 관계에서 당신이 얻은 결과는 무엇인가?

4. 당신의 대 고객전략은 기업전략과 잘 부합되는가?

이 중에서 나는 2번, 고객이 무엇을 가치 있게 생각하느냐, 그 가치가 나의 생각과 일치하는가, 다른가를 많이 고민한다.

고객을 숫자로만 생각하는 기업은 점점 도태되고, 고객의 입장과 생각을 반영하려고 노력하는 기업만이 살아남는다. 바로 고객이 보스이고, 고객의 위치에서 고객의 신발을 신고 걸어보도록 해야 한다. P&G의 사장은 자기 회사 제품이 어디 놓여있는지 확인하기 위해 가정의 부엌을 방문하기도 하고, 위험한 뒷골목을 배회하기도 한다. 서머셋 하우스보트사는 직원들이 도크 주변을 배회하면서 보트 사용자들의 의견과 설명을 직접 듣는다. 회사는 개선할 수 있는 아이디어를 얻고 고객은 권한을 부여받고 함께 일한다는 의식을 일깨운다.

침향원을 만들면서 내가 생각한 가치는 수백년을 내려온 전통을 더 가깝게 알리려는 시도이고, 수십년간 처방한 경험을 바탕으로 더 많이 다가갈 수 있게 하려는 방법이고, 이제 십년을 지나 백년후까지 살아남을 수 있는 존재 의미라고 생각한다. 그러나 그것이 고객이 생각하는 가치와 일치하는가는 직접 만나서 이야기를 해봐야한다. 최후의 고객의 의견을 듣기 위해 네트워크 마케팅 회사에 가서 경쟁사의 침향 제품에 대해 강의도 했었다. 고객과의 간담회도 했었다. 속상한 질문도 있고, 답답한 질문도 있다. 그렇지만 제품의 개선점과 새로운 아이디어를 얻을 수 있는 곳은 바로 현장이고, 제품을 구입하는 고객의 말에 달려있다. 이런 질문들을 모아서 방송 중에 호스트가 대신 질문하고 거기에 대답을 해준다. 현장에서 하는 질문이 곧 방송을 보는 시청자의 궁금증이기도 한다. 콜센터로 들어오는 질문들 중에 상담원이 대답할 수 없는 것을 모아서 피디가 정리해주면 거기에 맞는 답을 하기도 한다.

11년이 지났다(2022)

침향에 집중한지 11년이 되었다. 숱한 리뉴얼과 제품 성분 함량에 대한 개발이 있었다. 앞에서도 잠시 나왔지만, 침향은 멸종위기에 처한 야생 동식물종의 국제 거래에 관한 품목(CITES)으로 지정되었다. 귀하기 쉽지만은 않은 것은 과거나 지금이나 마찬가지다. CITES허가서(국제적 멸종위기종 수출입 허가서)와 수입 신고필증, 수입신고확인증, 식물검역 증명서 등 식약처 정식 통관을 거친 정식 침향만을 사용하고 있다는 점은 11년 전이나 지금이나 변함이 없다.

CITES 허가서
(국제적 멸종위기 수출입 허가서)

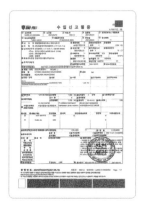
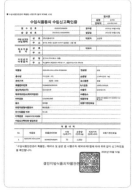
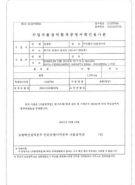

| 수입 신고 필증 | 수입 신고 확인증 | 식물 검역 증명서 |

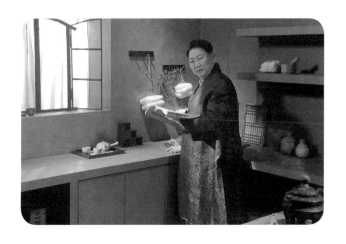

2022년 현재, 균형과 조화를 생각한 총 19가지 전통원료를 사용해서 여전히 침향원을 빚어내고 있다. 침향을 기본으로 해서 국내산 홍삼, 뉴질랜드산 녹용을 부원료의 핵심으로 두고 산수유, 숙지황, 대추, 당귀, 복령, 엉겅퀴, 구기자, 천궁, 산사자, 감초, 형개, 금은화, 남가새, 호로파, 치자, 사양벌꿀이 사용된다.

녹용과 흑염소를 다루는 책에서도 언급한 적이 있지만 나는 건강식품을 만들면서 흔들리지 않는 다섯가지 원칙을 지키고 있다.

첫번째, 안전성이다. 여기서 '안전'이란 사용하는 원료는 안전한지, 전통원료의 배합은 안전한지, 생산과정이 안전한지, 유통과정이 안전한지 등 믿고 먹을 수 있는 식품을 만드는 책임감이다. 특히 한방 원료는 배합 과정까지 변질과 오염에 매우 예민하며, 원료 자체가 어디서 오는지도 중요한 문제이다. 이 모든 과정에 '안전'이라는 키워드를 반드시 넣어야 한다.

두번째, 즉효성이다. 전통원료 기반의 건강식품도 먹으면 바로 효과를 볼 수 있어야 한다. 물론 약이 아니기 때문에 즉각적으로 통증이 사라진다거나, 당뇨가 싹 사라진다거나 하는 효과는 절대 아니다. 1개월 이내에 개운하다거나, 몸이 가볍다거나, 변을 잘 본다거나 하는 효과가 바로 나타나야 한다. 그렇지 않으면 냉정히 말해 먹는 의미가 없다.

세번째, 경제성이다. 한약을 먹고 싶지만 가격 부담을 느끼는 사람이 많다. 진입장벽을 낮추고 싶었다. 사실 어느 수준 이상의 제품을 만들기 위해서는 단가를 무조건 낮출 수는 없는 것은 현실이다. 믿을 수 있는 원료와 배합비율을 유지하면서 처방하는 한약보다는 저렴하게 제품을 만들어야 한다. 생산비가 절감될 수 있다면 그 방법을 택하고, 신선도가 생명인 제품의 경우라면 제조하는 총 수량을 줄이더라도 맞추려고 하면 가능한 일이다.

네번째, 접근성이다. 어디서든지 쉽게 구매해서 먹을 수 있어야 한다. 온라인 쇼핑몰, 홈쇼핑, 오프라인 마트에서도 쉽게 구해서 먹고, 지인들에게 가볍게 선물할 수 있어야한다. 유통과 판매 채널을 다양화하여 요즘처럼 비대면 온라인 주문이 일상적인 세상에서는 최대한 여기저기에서 다양한 구성으로 제품을 만날 수 있어야 한다.

다섯번째, 편리성이다. 줄줄 흐르고 새는 진액, 보관 방법이 어려운 탕약, 일회분을 따로 케이스에 넣어 챙겨 가지고 다녀야 하는 환 등은 이미 구식이다. 휴대성이 간편하고 언제 어디서나 쉽게 먹을 수 있는 제형과 포장을 끊임없이 연구하고 개발한다. 이는 소비자에 대한 배려임과 동시에 브랜드 가치를 나타내는 지표이기도 하다.

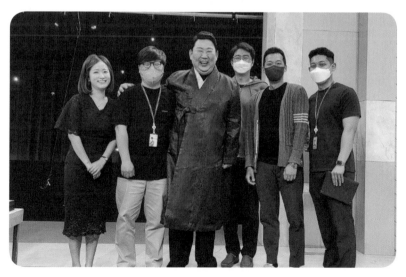

이미옥 쇼호스트, 김진태 팀장, 이경제 원장, 이상민 차장, 백정훈 차장, 구기영 MD

10

그래서 침향이다

그래서 침향이다

녹용과 흑염소는 단백질 등이 들어 있는 동물성 원료이다.

침향은 테르페노이드, 세스퀴테르펜 등 얼핏 생소한 성분이 들어 있는 식물성 원료이다.

에너지 구성 성분과 몸에 작용하는 흐름이 다르다.

우리 회사에서 일하는 직원들조차 침향이 무엇인지 잘 모른다. 홈쇼핑 영상에 나무가 나오니까 두충처럼 나무껍질이라고 생각하는 사람도 있다. 소나무의 송진처럼 침향나무의 수지라고 이야기하면, 바이올린 현에 사용하는 송진을 상상하고는 아니 그걸 먹어도 되는거냐며 깜짝 놀라기도 한다.

침향을 검색하면 판에 박힌 듯한 정보만 나온다. 자신이 가진 것이 너무 귀해서 지금 시중에 있는 침향은 다 가짜라거나, 침향을 먹으면 고혈압, 성인병, 당뇨, 암 등 모든 질병이 나을 수 있다는 그야말로 가짜정보, 코로나에는 무조건 침향을 먹어야 한다는 광고기사까지 그야말로 쇼핑검색광고에서 얻을 수 있는 정보들이 눈을 현혹한다.

그도 그럴것이 역사 속에서도 침향은 항상 귀하고, 신비하며, 특권 계층의 전유물처럼 전해 내려왔다. 귀족들만 먹고 평민들에게는 금지령을 내리고, 예수의 시체를 쌌더라니, 세종대왕이 내가 먹어야 할 침향이라며 불같이 화를 냈다느니… 에피소드들이 주옥같다. 그만큼 귀하고 신성하게 여겨졌을 것이다.

지금도 마찬가지이다. 침향은 국제적으로 멸종위기에 처한 야생 동물과 식물의 국제거래에 관한 협약(CITES) 하에 철저하게 관리되고 있다. 산지별, 침향나무 종류 별 연구도 활발하게 진행되고, 학술 세미나와 보호 협약들, 수출입 기준 들도 정해지고 있다. 그렇지만 그래서 더 불법거래가 성행하고 가짜침향이 나온다. 폐쇄성이 그대로 이어진다는 것은 무서운 일이다. 침향을 연구하고 사랑하는 학자들 사이에도 특정 지역의 침향만이 진짜라느니 가짜라느니 힘든 논쟁이 계속되고 있다.

침향은 향의 다이아몬드이다. 세계 3대 향이다.

역사적으로도 1,000년 동안의 문헌에 기록이 있으며 불경, 성경에도 언급되는 불후의 명품이다. 이같이 멋진 침향이 그야말로 진면목으로 알려지고 쓰여지기를 진심으로 바란다. 바로 이경제가 침향에 대한 책을 이렇게까지 자세하게 쓰는 이유이다. (녹용과 흑염소 때도 그랬지만) 효능이 훌륭한 침향에 대한 보다 상세하고 알기 쉬운 안내 가이드가 되고 싶어서다. 침향이 나무 수지라고 생각하고 먹는 것과, 수지가 만들어지는 원리와 수지의 성분을 생각하며 먹는 것은 다르다. '내가 먹는 것이 바로 나'

인데, 내가 무엇을 먹는지도 모른다는 것은 어불성설이다.

2022년 8월 초, 여전히 COVID-19로 인해 조심하는 삶을 살고 있고, 지구는 유례없는 이상기온으로 푹푹 찌고 비도 온다. 반려견 유노와 야간 산책을 다녀와서 침향 책 원고를 마무리하다보니 작업 과정에 대한 소회를 남기고 싶어진다.

한의사가 되고 나서 처음 쓴 책인 "기통찬 한의사 이경제의 이침이야기(김영사, 2001)"를 "귀 잡고 병 잡고(도원사, 2019)"로 리뉴얼 아닌 리뉴얼을 하고 나니 그 다음은 내가 아끼고 애용하는 원료에 대한 이야기를 써야겠다는 생각이 들었다. 2020년부터 매년 한권씩 내가 사랑하는 원료에 대한 이야기를 책으로 내 보았다. 첫 스타트는 녹용(2020), 그 다음은 흑염소(2021), 그리고 올해가 침향(2022)이다.

병원 진료, 방송 출연, 강연, 건강식품 회사 CEO로 하루하루 꽉 찬 스케줄을 지내면서 책을 연달아 세권 낼 수 있었던 데는 전세계를 우울하고 힘들게 만든 COVID-19의 덕이 크다. '사회적 거리두기'가 너무나 당연해지면서, (핑계지만)미뤄뒀던 논문과 책을 읽다 보니 정리할 시간도 늘어나고 집필의 효율이 자연스럽게 올라갔다.

한의대 다닐 적엔 고전에서 관련 내용을 찾으려면 꽤나 많은 시간이 들었는데, 요즘엔 온라인 데이터베이스가 워낙 잘 되어 있어 검색 몇번 만으로 양질의 원문자료를 쉽게 찾을 수 있다. 하긴 예전에는 전공서적, 필기한 자료, 옥편, 국어사전, 영어사전 모두 쌓아놓고 뜻을 찾고 단어를 선택했었는데 지금은 컴퓨터 앞에 앉아 있으면 그 자리에서 대부분의 것들이 해결되니 신기할 따름이다.

그런데 나는 종이로 된 책을 또 낸다.

많은 자료를 온라인에서 찾고, 전자책 서비스가 너무나 발전해서 요즘 누가 종이책을 사나 싶다. 그러다가도 시간을 내 들른 서점에서 나는 나무에 가까운 향을 맡으며 읽을 수 있는 종이책이 주는 만족감, 무언가를 제대로 읽었다는 느낌을 나누고 싶어서가 아닐까.

11

참고문헌

국내연구논문, 학술지

강민휘, 김기욱(2017) "뇌공-황제의 의학사상에 관한 연구". 한국의사학회지. 2017, vol.30, no.2, pp. 83-100.

권오민, 박상영, 한창현, 안상영, 김진희, 안상우(2010). "의감중마(醫鑑重磨)의 판본 및 구성에 대한 연구". 한국한의학연구원논문집. v.16 no.1 = no.28 , 2010년, pp.1 - 9.

권영규(1998). "심포, 삼초, 명문을 어떻게 이해할 것인가?" 제3의학회제3권제1호(통권제5호) pp.81-84.

금유정, 유미선, 엄동명, 송지청(2019). "조선후기 의서『낙산당신집의방금낭지보(樂山堂新集 醫方錦囊至寶)』수재(收載) 약성가(藥性歌)에 대한 연구". 한국의사학회지. Volume 32 Issue 2 / Pages.43-50.

김광민, 김인락(2011). "침향의 산지와 무역에 근거한 기원 연구". 대한본초학회지 제26권 제4호 2011;26(4):pp.163-168

김남일(2005). "역대 전통약리학설의 변천". 한국의사학회지 18권 2호.

김달영(2010). '본초정신의 목부에 관한 연구'. 대구한의대학교대학원 석사학위논문.

김복해, 이남구(1998). "양대(梁代) 도홍경(陶弘景)의 양성연명록(養性延命錄)에 대한 연구(研究)". 한의학연구원 한의학발전연구지원사업 논문.

김영욱(2015). "송·원대의 과학에 대하여 -송에서 금까지-한국수학사학회지". vol.28, no.1, pp. 1-14.

김영학, 이은정, 송봉근, 김형균(1997). "침향의 항알레르기 효과에 대한 연구". 대한한의학회 지 18(2) 1997, 10. pp. 167-186.

김용진, 윤창열(1990). "장원소의 생애와 의학사상". 대한한의학원전학회지 4원0호 pp.127-157.

김용진(2008). "왕호고(王好古)의 저서(著書)에 대한 연구(硏究)". 대한한의학원전학회지. v.21 no.3 pp.43-58.

김윤철, 정세준, 김형민(1997). "침향의 항알레르기 효과". 약학회지 제4권 제2호.

김인락, 박상진(2005). "침향의 목부조직". 대한본초학회지 제20권 제3호pp.9-18.

김인락(2011). "인도네시아에서 수입된 Aquilaria malaccensis 의 감별 연구". 대한본초학회지. vol.26, no.1, pp. 97-101.

김인락(2013). "Aquilaria 속 식물 분포도에 근거한 침향의 학명". 대한본초학회지 제28권 제 5호; 28(5) : 13-19.

김정훈, 김현정, 박민주, 이장천, 이부균(2019). "성제총록과 동의보감의 침향 배오 처방 비교 연구". 대한한의학방제학회지 제27권1호 2019 pp.73-86.

김중한, 박찬국(1986). "장개빈의 의학 사상과 이론비판에 대한 연구". 경희한의대논문집 vol.9.

김지현(2014). "도교와 술수: 분류체계의 변천과 4-6세기 도경을 중심으로". 철학사상(서울대학교 철학사상연구소). 2014, vol., no.53, pp. 55-99.

김태룡(2013). "침향의 성분 분석과 미백 활성". 서울대학교대학원 약학과 약품분석전공 석사학위논문.

김헌관, 홍원식(1996). "황제내경(黃帝內徑)의 오행귀류(五行歸類)에 관한 고찰(考察)". 대한원전의사학회지. v.9 , 1996년, pp.654 - 699.

김현두(2018). "발효 총명공진단의 기억력 향상에 관한 연구". 아주대학교 글로벌제약임상대학원 임상약학과 석사논문.

김형태(2011). "'藥性歌'의 성립과 전승 양상 연구". 한국시가학회. vol.30, pp. 195-218.

김홍균(2011). "본초정화의 해제에 관한 의사학적 접근". 한국의사학회지 제 24권 2호.

문성식, 강정수(2000). '삼초(三焦)와 영위(營衛)의 상관성(相關性)". 대구대학교 한의학연구소 논문집 韓醫學編 v.9 no.1, pp.105 - 112.

박영록(2014). "《嶺表錄異》文獻 硏究". 중국문학연구 제56집.

박혁규, 맹웅재(1998). 장경악(張景岳)의 "삼초포락명문변(三焦包絡命門辨)에 관한 연구". 대한한의학원전학회지 11권 1호 pp.308-359.

배정엽, 홍무창(1983). "삼초의 기능과 병증의 상관성에 대한 연구". 대한한의학회지 1983년 4권 2호 p.53 ~ 58.

박성식(2001). "동무유고 약성가에 대한 연구". 사상체질의학회지 Vo.13.No.2.

박수진, 김인락(2012). "침향의 침수성에 관한 문헌적 연구". 대한본초학회지 제27권 제4호 pp.25-31.

박신영, 김호연(2019). "침향추출물(Aquilaria Malaccensis Agarwood)의 지표성분 분석 및 피부 효능에 대한 연구". 한국미용학회지, 제25권 제3호 (2019), pp. 685-693.

박현덕. 원희욱(2021). "전기향로를 이용한 침향 흡입이 스트레스와 뇌파에 미치는 영향". 한국산학기술학회논문지. vol.22, no.3, pp. 536-545.

박현덕(2021). "침향 흡입요법이 스트레스와 알파파에 미치는 영향". 서울불교대학원대학교 심신통합치유학과 뇌인지과학전공 박사학위 논문.

성낙기(1996). "원전상(原典上)에 표출되고 있는 삼초(三焦)의 생리작용에 대한 어원적 고찰". 혜화의학회지 4권 2호. pp.53-62.

신광호, 박성규, 최규열, 조성용, 안덕균(2011). "GC-MS를 이용한 침향류의 성분 비교 연구". 대한본초학회지. 2011, vol.26, no.1, pp. 7-12 (6 pages)

신동원(2010). "한국 전근대 의학사 연구 동향". 대한의사학회 의사학 제19권 제1호(통권제36호).

신현규, 황대선, 권삼수, 김용진(2007). "旣成韓藥書 11종의 起源에 대한 書誌學的 根據와 改正 方案에 대한 硏究". 대한한의학원전학회지. 2007, vol.20, no.1, pp. 103-112.

신흥묵, 김길훤(1993). "명문에 관한 문헌적 고찰". 동국대학교 한의학연구소 논문집 2권 1호.

양춘희(2007). "홍루몽(紅樓夢)과 침향설(沈香屑) : . 제(第)1 노향(盧香)의 거주 공간 소고 – 정경론(情景論)을 중심으로". 중국학논총, 22(0), 153-178.

연정희(2009). "침향추출물의 항산화 활성 및 SK-MEL-5 세포독성에 미치는 효과". 경기대학교 대체의학대학원 석사학위논문.

오재근, 윤창열(2011). "조선 의서 중의 약성가(藥性歌)에 대한 연구 - "제중신편", "의종손익"을 중심으로". 대한한의학원전학회지. v.24 no.3 , 2011년, pp.49 - 64.

오창록, 나건호, 최봉균, 윤정선, 류충열, 조명래(2005). "수종(水腫)의 병인병기(病因病機) 및 침구치료(鍼灸治療)에 대한 문헌적(文獻的) 고찰(考察)". 대한침구학회지. v.22 no.3 pp.253-270.

윤창열(2016). "금원시대 운기학의 역사". 대전대학교 한의학연구소 논문집 제25권 제1호.

이경애, 박성식, 이원철(1995). "삼초(三焦)와 동의수세보원(東醫壽世保元) 사초(四焦)의 비교고찰(比較考察)". 대한한방내과학회지. v.16 no.1 , 1995년, pp.17 - 32.

이경호, 안규석(1991). "장중경의 삼초 인식에 관한 문헌적 고찰". 동의병리학회지 6권 1호 p.213-221.

이경희, 최덕경(2016) "송대 침향 계통의 분류체계와 용도". 중국사연구 2016, vol., no.100, pp. 171-203

이문철, 신영일(2000) "영추 오미론에 대한 연구" 동신대학교 한의과대학 원전의사학교실 pp.304-327

이민석, 이종훈, 윤태관, 이장천, 이부균(2015) "拱辰丹의 麝香代入沈香或木香에 관한 古典文獻 硏究". 대한한의학방제학회지 2015, vol.23, no.2, pp. 235-243.

이정화. 안상우(2009). "제중신편(濟衆新編) 약성가(藥性歌)의 서지적(書誌的) 고찰". 대한본초학회지 제24권 제3호.

이정화(2009). "『제중신편(濟衆新編)』의 「양노(養老)」와 「약성가(藥性歌)」에 관한 연구". 한국의사학회지. v.22 no.2 , pp.99 - 109.

이종묵(2018). "조선시대 괴석(怪石) 취향 연구-침향석(沈香石)과 태호석(太湖石)을 중심으로". 한국한문학연구 70권0호. 127-157.

이진현, 조동찬, 김창곤, 문수정, 박태용, 고연석, 송용선, 이정한(2013) "공진단의 효과에 대한 문헌적 고찰". Journal of Korean Medicine Rehabilitation Vol. 23 No. 3, July 2013.

이하영, 이인철, 곽재훈, 김태훈(2015). "침향 추출물의 라디칼 및 췌장 지방분해 효소저해 활성 평가". 한국식품저장유통학회지. v.22 no.3 pp.437-442.

임석현, 정찬현, 장우창, Zou Mian, 백유상(2020). "공진단 방의에 대한 고찰-동의보감의 내용을 중심으로". 대한한의학원전학회지 2020;33(4) 107-130.

장승엽, 강신정, 성락선, 최돈웅, 이종필, 신지현, 정영자, 김종환, 김영호, 원도희(2000). "침향의 품질평가에 관한 연구". 식품의약품안전청연구보고서 제 4권 The Annual Report of KFDA, Vol.4 212-222.

지선영, 황보현, 이혜숙, 구영태, 김진수, 이기원, 노동진, 최영현(2021). "RAW 264.7 대식세포에서 MAPKs 신호 전달 경로의 활성화를 통한 침향의 면역 자극 활성".생명과학회지. v.31 no.8. pp.745-754.

최금희, 박치상(2007) "공진단의 성분 분석 및 항산화 작용에 미치는 영향". 대한본초학회지 제22권 제2호 51-63,

최종필, 윤창열(2005). "진사탁(陳士鐸) 명문설(命門說) 특징(特徵)에 대한 연구(研究)". 대한한의학원전학회지 18권3호

최지희(2021). "청대 의약시장의 변화와 '가짜 약' 논란". Korean J Med Hist. 2021;30(2):277-315.

하홍기, 김기욱, 박현국(2011). "뇌공포자론에 관한 연구-포제를 중심으로" 대한한의학원전학회지. 2011, vol.24, no.2, 통권 55호 pp. 23-50.

한윤정, 장규태(2007). "급유방에 기재된 의안에 대한 연구". 대한한방소아과학회지 제21권 제1호.

홍순용, 박경(1983). "명문(심포), 삼초의 기능과 내분비계통, 자율신경계통에 대한 비교연구". 대한한의학회지 1983년 4권 1호 p.30 ~ 36.

황원덕(2004). "만성 심부전에 대한 침향의 임상적용 보고". 대한한방내과학회지 제25권 2호

pp.368-378.

황종순, 최달영, 정한소르 신상우, 하기태(2010). "조선후기 한의학에서 龔廷賢 藥性歌의 수용과 변천과정에 대한 연구". 동의생리병리학회지. vol.24, no.6, pp. 924-934.

해외 연구논문, 학술지

Abdullah A. Alghasham. (2013) Cucurbitacins - A Promising Target for Cancer Therapy. Int J Health Sci (Qassim). 2013 Jan; 7(1): 77-89.

Ahmad Faizal, Alda Wydia Prihartini Azar, Maman Turjaman & Rizkita Rachmi Esyanti. (2020) Fusarium solani induces the formation of agarwood in Gyrinops versteegii (Gilg.) Domke branches. Symbiosis 81, 15-23.

Al-Hindi RR, Aly SE, Hathout AS, Alharbi MG, Al-Masaudi S, Al-Jaouni SK, Harakeh SM (2018) Isolation and molecular characterization of mycotoxigenic fungi in agarwood. Saudi J Biol Sci 25:1781-1787

Alizadeh M, Jalal M, Hamed K, Saber A , Kheirouri S, Pourteymour Fard Tabrizi F, Kamari N(2020) Recent Updates on Anti-Inflammatory and Antimicrobial Effects of Furan Natural Derivatives. Journal of Inflammation Research Volume 13.

Azren PD, Lee SY, Emang D, Mohamed R (2019) History and perspectives of induction technology for agarwood production from cultivated Aquilaria in Asia: a review. J Forest Res 30:1-11

Chen X, Sui C, Liu Y, Yang Y, Liu P, Zhang Z, Wei J (2017) Agarwood formation induced by fermentation liquid of Lasiodiplodia theobromae, the dominating fungus in wounded wood of Aquilaria sinensis. Curr Microbiol 74:460-468

Chen X, Liu Y, Yang Y, Feng J, Liu P, Sui C, Wei J (2018) Trunk surface agarwood-inducing technique with Rigidoporus vinctus: an efficient novel method for agarwood production. PLoS One 13:e0198111

Cheng Seng Tan, Nurulhikma Md Isa, Ismanizan Ismail and Zamri Zainal. (2019) Frontiers in Plant Science.

Chhipa H, Chowdhary K, Kaushik N (2017) Artificial production of agarwood oil in Aquilaria sp. by fungi: a review. Phytochem Rev 16:835-860

CITES. (2011) Report on NDF on Agarwood for sustainability harvest in Indonesia. RESEARCH CENTER FOR BIOLOGY INDONESIAN INSTITUTE OF SCIENCES (Indonesian CITES Scientific Authority) And DIRECTOR GENERAL OF FOREST PROTECTION AND NATURE CONSERVATION - FORESTRY DEPARTMENT (Indonesian CITES Management Authority) https://cites.org/sites/default/files/ndf_material/AGARWOOD_IN_INDONESIA_NDF%5B1%5D.pdf

CITES. (2012) Convention on international trade in endangered species of wild fauna and flora. 20th meeting of the plants committee Dublin(Ireland), 22-30 March 2012. Asia regional workshop on Agarwood: Management of Wild and Plantation-Grown Agarwood Trees.

Cui J, Guo S, Fu S, Xiao P, Wang M (2013) Effects of inoculating fungi on agilawood formation in Aquilaria sinensis Chinese. Sci Bull 58: 3280-3287

Dang Thi Lan Huong, Nguyen Tien Dat, Chan Van Minh, Jong Seong Kang and Young Ho Kim (2002) Monoamine Oxidase Inhibitors from Aquilaria agallocha. Natural Product Science 8(1) : 30-33.

De-Li Chen, Bo-Wen Wang, Zhao-Cui Sun, Jun-Shan Yang, Xu-Dong Xu, and Guo-Xu Ma (2020) Natural Nitrogenous Sesquiterpenoids and Their Bioactivity: A Review. Molecules 2020, 25, 2485.

Dinh Thi Thu Thuy, Tran Thi Tuyen, Tran Thi Thu Thuy, Pham Thi Hong Minh,Quoc Toan Tran, Pham Quoc Long, Duy Chinh Nguyen, Long Giang Bach and Nguyen Quyet Chien 1. (2019) Isolation Process and Compound Identification of Agarwood Essential Oils from Aquilaria crassna Cultivated at Three Different Locations in Vietnam. Processes 2019, 7,432;

Eiji Inoue, Yasuharu Shimizu, Ryo Masui, Tomoe Tsubonoya, Tomomi Hayakawa, Keiichi

Sudoh(2016). Agarwood Inhibits Histamine Release from Rat Mast Cells and Reduces Scratching Behavior in Mice -Effect of Agarwood on Histamine Release and Scratching Behavior-. Journal of Pharmacopuncture 2016;19[3]:239-245

Faizal A, Esyanti RR, Aulianisa EN, Iriawati, Santoso E, Turjaman M (2017) Formation of agarwood from Aquilaria malaccensis in response to inoculation of local strains of Fusarium solani. Trees 31: 189-197

Henry G, Thonart P, Ongena M (2012) PAMPs, MAMPs, DAMPs and others: an update on the diversity of plant immunity elicitors. Biotechnol Agron Soc Environ 16:257-268

Komar TE, Wardani M, Hardjanti FI, Ramdhania N (2014) In situ and ex situ conservation of Aquilaria and Gyrinops: a review. ITTO CITES Phase II

Liao G, Dong W-H, Yang J-L, Li W, Wang J, Mei W-L, Dai H-F (2018) Monitoring the chemical profile in agarwood formation within one year and speculating on the biosynthesis of 2-(2-phenylethyl)chromones. Molecules 23:1261

Liu Y et al (2013) Whole-tree agarwood-inducing technique: an efficient novel technique for producing high-quality agarwood in cultivated Aquilaria sinensis. Trees Mol 18:3086

Liu P, Zhang X, Yang Y, Sui C, Xu Y, Wei J (2019) Interxylary phloem and xylem rays are the structural foundation of agarwood resin formation in the stems of Aquilaria sinensis. Trees 33:533-542

Lv F et al (2019) Hydrogen peroxide burst triggers accumulation of jasmonates and salicylic acid inducing sesquiterpene biosynthesis in wounded Aquilaria sinesis. J Plant Physiol 234-235:167-175

Mohamed R, Jong PL, Zali MS (2010) Fungal diversity in wounded stems of Aquilaria malaccensis. Fungal Divers 43:67-74

Monggoot S, Popluechai S, Gentekaki E, Pripdeevech P (2017) Fungal endophytes: an alternative source for production of volatile compounds from agarwood oil of Aquilaria subintegra. Microb Ecol 74:54-61

Mulyaningsih T, Yamada I (2018) Three new species of Aquilaria (Thymelaeaceae) from Borneo Indonesia. AIP Confer Proceed 2023:020114

Muxuan Han, Hao Zhang, Minghui Hu, Wei Sun, Zifa Li, Guimao Cao, Xiwen Geng and Sheng Wei (2021) Inhalation Administration of Agarwood Incense Rescues Scopolamine-Induced Learning and Memory Impairment in Mice. Front. Pharmacol., 24 December 2021 https://doi.org/10.3389/fphar.2021.821356

Naef R (2011) The volatile and semi-volatile constituents of agarwood, the infected heartwood of Aquilaria species: a review. Flavour Frag J 26:73-87

Nasution AA, Siregar UJ, Miftahudin, Turjaman M (2019) Identification of chemical compounds in agarwood-producing species Aquilaria malaccensis and Gyrinops versteegii. J Forest Res. ttps://doi.org/10.1007/s11676-018-00875-9

Naziz PS, Das R, Sen S (2019) The scent of stress: evidence from the unique fragrance of agarwood. Front Plant Sci 10:840

Novriyanti E, Santosa E (2011) The role of phenolics in agarwood formation of Aquilaria crassna Pierre ex Lecomte and Aquilaria microcarpa. Baill trees J Forest Res 2:101-113

Nurlaila Ismail; Mohd Hezri Fazalul Rahiman; Mohd Nasir Taib; Nor Azah Mohd Ali; Mailina Jamil; Saiful Nizam Tajuddin(2013). Analysis of chemical compounds of agarwood oil based on headspace-solid phase microextraction combined with gas chromatography mass-spectrometry. 2013 IEEE 9th International Colloquium on Signal Processing and its Applications.

Okudera Y, Ito M (2009) Production of agarwood fragrant constituents in Aquilaria calli and cell suspension cultures. Plant Biotechnol 26: 307-315

Pasaribu G, Waluyo TK, Pari G (2015) Analysis of chemical compounds distinguisher for agarwood qualities. J Forest Res 2:1-7

Pitzschke A, Schikora A, Hirt H (2009) MAPK cascade signalling networks in plant defence. Curr Opin Plant Biol 12:1-6

Premalatha K, Kalra A (2013) Molecular phylogenetic identification of endophytic fungi isolated from resinous and healthy wood of Aquilaria malaccensis, a red listed and highly exploited medicinal tree. Fungal Ecol 6:205-211

Rameau C, Bertheloot J, Leduc N, Andrieu B, Foucher F, Sakr S (2015) Multiple pathways regulate shoot branching. Front Plant Sci 5:741

Rasool S, Mohamed R (2016) Understanding agarwood formation and its challenges. In: Mohamed R (ed) Agarwood: science behind the fragrance. Springer Singapore, Singapore, pp 39-56

Santoso E, Irianto RS, Sitepu IR, Turjaman M (2011) Better inoculation engineering techniques. ITTO

Sen S, Dehingia M, Talukdar NC, Khan M (2017) Chemometric analysis reveals links in the formation of fragrant bio-molecules during agarwood (Aquilaria malaccensis) and fungal interactions. Sci Rep 7:44406

Shafiul Islam, Sony Ahmed. (2020) Aquilaria Crassna (Agarwood): Study of Pharmacological Activity and Medical Benefits. Open Access Journal of Pharmaceutical Research. ISSN: 2574-7797. Volume 4 Issue 2

Shao H, Mei WL, Kong FD, Dong WH, Gai CJ, Li W, Zhu GP, Dai HF (2016) Sesquiterpenes of agarwood from Gyrinops salicifolia. Fitoterapia 113:182-187

Shuai Wang, Zhangxin Yu, Canhong Wang, Chongming Wu, Peng Guo, and Jianhe Wei. (2018) Chemical Constituents and Pharmacological Activity of Agarwood and Aquilaria Plants. Molecules. 2018 Feb; 23(2): 342.

Sitepu IR, Santoso E, Siran SA, Turjaman M (2011) Fragrant wood gaharu: when the wild can no longer provide. In: Production and Utilization Technology for Sustainable Development of Gaharu in Indonesia, Bogor, Indonesia

Subasinghe SMCUP, Hitihamu HID, KMEP F (2019) Use of two fungal species to induce agarwood resin formation in Gyrinops walla. J Forest Res 30:721-726

Subhash J. Bhore, Jagadesan Preveena, and Kodi I. Kandasamy. (2013) Isolation and identification of bacterial endophytes from pharmaceutical agarwood-producing Aquilaria species. Pharmacognosy Res. 2013 Apr-Jun; 5(2): 134-137.

Susilo A, Kalima T, Santoso E (2014) Field guide to identification of agarwood producing tree Aquilaria spp. in Indonesia. ITTO CITES Phase II

Tamuli P, Boruah P, Nath SC, Leclercq P (2005) Essential oil of eaglewood tree: a product of pathogenesis. J Essent Oil Res 17: 601-604

Tan CS, Isa NM, Ismail I, Zainal Z (2019) Agarwood induction: current developments and future perspectives. Front Plant Sci 10:122

Thanh LV, Do TV, Son NH, Sato T, Kozan O (2015) Impacts of biological, chemical and mechanical treatments on sesquiterpene content in stems of planted Aquilaria crassna trees. Agrofor Syst 89:973-981

Tian JJ, Gao XX, Zhang WM, Wang L, Qu LH (2013) Molecular identification of endophytic fungi from Aquilaria sinensis and artificial agarwood induced by pinholes-infusion technique. Afr J Biotechnol 12:3115-3131

Turjaman M, Hidayat A, Santoso E (2016) Development of agarwood induction technology using endophytic fungi. In: Mohamed R (ed)

Agarwood: science behind the fragrance. Springer Singapore, Singapore, pp 57-71

Wang S, Yu Z, Wang C, Wu C, Guo P, Wei J (2018) Chemical constituents and pharmacological activity of agarwood and Aquilaria plants. Molecules 23:342

Xu Y et al (2013) Identification of genes related to agarwood formation: transcriptome analysis of healthy and wounded tissues of Aquilaria sinensis. BMC Genomics 14:227

Xu Y-H et al (2016) Jasmonic acid is a crucial signal transducer in heat shock induced sesquiterpene formation in Aquilaria sinensis. SciRep 6:21843

Yukie Kumeta, Michiho Ito. (2010) Characterization of delta-guaiene synthases from cultured cells of Aquilaria, responsible for the formation of the sesquiterpenes in agarwood. Plant Physiol. 2010 Dec;154(4):1998-2007. doi: 10.1104/pp.110.161828. Epub 2010 Oct 19.

Y. Hashim, P. Kerr, Phirdaous Abbas, Hamzah Mohd Salleh. (2016) Aquilaria spp. (agarwood) as source of health beneficial compounds: A review of traditional use, phytochemistry and pharmacology. Journal of ethnopharmacology DOI:10.1016/j. jep.2016.06.055Corpus ID: 206031049

Aquilaria malaccensis - Agar Wood, Eaglewood - Indian Aloewood at Munnar (4).jpg

https://commons.wikimedia.org/wiki/File:Aquilaria_malaccensis_-_Agar_Wood,_Eagle-wood_-_Indian_Aloewood_at_Munnar_(4).jpg Photos by Vinayaraj 22 May 2018, 11:33

Aquilaria malaccensis Lam, Ahmad Fuad Morad, RIUM, WP Kuala Lumpur, Malaysia.

https://www.flickr.com/photos/adaduitokla/7267380568

Aquilaria malaccensis Lam, Ahmad Fuad Morad, RIUM, WP Kuala Lumpur, Malaysia.

https://www.flickr.com/photos/adaduitokla/7267355540

온라인 데이터베이스

Find Chemistry: https://pubchem.ncbi.nlm.nih.gov/

테르펜, 셀리넨, 아가롤, 아가로퓨란, 아가로스피롤, 진코-엘레몰, 베타 카리오필렌, 베타 오이데스몰, 델타 구아이엔, 겐콰닌, 쿠쿠르비타신, 망기페린, 헥사데케인

한의학고전DB: https://www.mediclassics.kr/

경악전서, 고서의언, 광제비급, 구급양방, 금궤요략, 급유방, 단곡경험방, 동의보감, 동의수세보원신축본, 명의경험론, 별초단방, 본경소증, 본초강목, 본초강목습유, 본초정화, 부인대전양방, 상한론, 상한명리론, 세의득효방, 수세비결, 식료본초, 식물본초, 실험단방, 언해구급방, 의감중마, 의방유취, 의방합편, 의학입문 식치문, 천금요방, 천금익방, 침구경험방, 탕액본초, 향약집성방, 황제내경소문, 황제내경영추편

경희의료원 약제본부 약품정보실 의약정보 http://www.khmcpharm.com/ (Vol.25/no.3 Jul/aug 2018)

고의서산책, 민족의학신문: http://www.mjmedi.com/news/articleView.html?idxno=18883

한국민족문화대백과사전, 한국학중앙연구원: http://encykorea.aks.ac.kr/₩

http://www.mjmedi.com/news/articleView.html?idxno=18731

http://www.methodos.co.kr/bbs/board.php?bo_table=study_1&wr_id=15

https://techrecipe.co.kr/posts/18238

http://www.hyunbulnews.com/news/articleView.html?idxno=304003

https://www.frontiersin.org/articles/10.3389/fpls.2019.00840/full

https://pubs.rsc.org/en/content/articlehtml/2019/ra/c8ra09409h

https://www.sciencedirect.com/topics/chemistry/beta-selinene

https://foreverest.cn/news-list/the-benefits-of-the-%CE%B2-caryophyllenebcp

https://iopscience.iop.org/article/10.1088/1755-1315/54/1/012062

http://www.itto.int/files/user/cites/outputs/Indonesia.pdf

https://link.springer.com/article/10.1007/s11418-019-01362-z

http://www.methodos.co.kr/bbs/board.php?bo_table=study_1&wr_id=15&sca=h1

저서, 출간도서 등

김영섭(2020) "이것이 침향이다-내몸을 살리는 침향의 놀라운 비밀", 중앙생활사

김중명, 이원길(2017) "의사학개론", 경북대학교출판부

당종해 저, 최철한 역(2016) "도설 본초문답-당종해 선생의 눈으로 자연을 바라보고, 그 생태가 약성으로 나타나는 것을 해설하다", 물고기숲

로베르트 뮐러-그뤼노브 저, 송소민 역(2020) "마음을 움직이는 향기의 힘-인간관계부터 식품, 의료, 건축, 자동차 산업까지". 아날로그(글담)

송방송(2010) "악학궤범용어총람", 보고사

스튜어트 크레이너 저, 송일 역(2001) "75가지 위대한 결정", 더난출판사

양리(2015) "주역과 중의학 세트", 법인문화사

엘리자베스 하스 에더샤임 저, 이재규 역(2007) "피터 드러커 마지막 통찰", 명진출판사

이시진 저, 민족의학연구원 역(2018) "본초강목 1", 문사철

이시진 저, 민족의학연구원 역(2019) "본초강목 2", 문사철

이우철 감수, 조민제, 최동기, 최성호, 심미영, 지용주, 이웅 편저(2021), "한국 식물 이름의 유래('조선식물향명집'주해서)", 심플라이프.

장홍래(2015) "침향-천상의 향기", 책과나무.

정찬주(2001) "돈황가는길", 김영사.

한불학예사 편집실 저(2013) "삼국유사", 유페이퍼

허준 저, 구본홍 역(2021) "동의보감(한글완역본)", 한국학자료원

山田眞裕(2019), "香木三昧~大自然の叡智にあそぶ", 淡交社.

山田英夫(2019),"香木のきほん図鑑~種類と特徴がひと目でわかる",世界文化社

山田松香木店(監修)(2019),"和の香りを楽しむ「お香」入門",東京美術

愛知県薫物線香商組合(著)(2019),"よくわかるお香と線香の教科書ーお香マスターが答えるお香の疑問70改訂版",三恵社

三條西堯水(監修), (2022),"よくわかる香道 歴史から作法まで 香りの世界を深める（コツがわかる本!)",メイツ出版

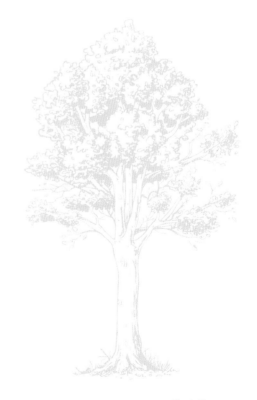

이경제는 왜,
침향에 대한 책을
이렇게까지
자세하게 쓰는가?